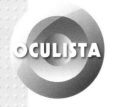 **編集企画にあたって…**

JN115590

　コンタクトレンズ(CL)の装用者は，日本では1,500万人以上いると推定されており，CL処方を目的に眼科を受診する患者さんも多く，さらに，異物感や乾燥感などCL装用に伴う障害のために，眼科診療を受ける患者さんも多い．そのため，眼科医ならびに眼科診療に携わるスタッフにおいては，CL自体の進化や処方にまつわるアップデートを理解する必要がある．一般の眼科クリニックにおいて，遠近両用ソフトコンタクトレンズ(SCL)や乱視用(SCL)を処方することはあるが，日本でのこれらのSCL処方率は，欧米に比べると低いと報告されている．その理由として，処方が煩雑であるイメージから生じる「苦手意識」が関与していることも多い．そのため，遠近両用SCL，トーリックSCL自体の製品を理解するのみならず，処方のコツを知っておく必要がある．

　また，近年では，CLメーカーが機能的にも素材としても，より装用者が快適になるようなCLの開発も行っている．中でも，CL障害として最も一般的であるCL discomfort(CL装用しているときに起きる眼不快感の総称)を減らすために，素材を進化させたCLも登場している．さらに光を調整する調光SCLやドラッグデリバリーシステムとして抗アレルギー薬を配合したSCLも登場しており，CLの進化も著しく，それらのCLの特徴や機能性を理解することは，CL診療においても，必要なものとなる．

　従来，CLの目的は，視力矯正が主となっていた．一部では，角膜上皮欠損などの角膜疾患に対して，治療的にCLを使用することもある．近年では，視力矯正や治療目的以外に，近視抑制を目的に学童にオルソケラトロジーレンズや遠近両用SCLを処方するクリニックも増えている．特に，現代病である「近視」の進行を抑制する点では，これらのCLは社会的にも注目されており，最新の知識をアップデートしておく必要がある．さらに，円錐角膜などの不正乱視を有する症例においては，従来はハードCL(HCL)が適応であったが，異物感などによって装用できない場合もあった．このような症例に対して，欧米では強膜レンズが主流になっており，日本でも普及が期待できる．

　CL障害を予防するには，適切なケアが必要であり，ケア用品の特徴を理解しておく必要がある．特に，過酸化水素ケア剤，ポビドンヨードケア剤に加えて，2つの消毒成分を有するプレミアムMPDSの消毒機序について，知識を深める必要がある．

　本企画は，CLやケア用品の最新のトピックスを網羅しており，今までCL診療に携わっている医療関係者のみならず，これからCL処方にかかわるビギナーにおいても，知識の向上に役に立てるものと信じている．ぜひ，本企画を通じて，CLの奥深さを感じましょう！

2024年6月

鈴木　崇

KEY WORDS INDEX

WRITERS FILE

糸川 貴之
（いとかわ たかし）

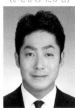

2009年	帝京大学医療技術学部視能矯正学科卒業 ルミネはたの眼科 東邦大学医療センター大森病院眼科
2017年	東邦大学大学院医学研究科修士課程修了
2021年	同大学大学院医学研究科博士課程修了

柿栖 康二
（かきす こうじ）

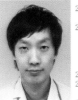

2007年	東邦大学卒業 同大学医療センター大森病院研修
2009年	同大学大学院医学研究科博士課程入学
2013年	同大学医療センター大森病院眼科，レジデント 西横浜国際総合病院眼科
2014年	医学博士取得
2015年	東邦大学医療センター大森病院眼科
2016年	東京歯科大学市川総合病院眼科
2018年	東邦大学医療センター大森病院眼科，助教

月山 純子
（つきやま じゅんこ）

1995年	近畿大学卒業 同大学眼科学教室入局
2001年	医学博士取得 医療法人宝生会 PL 病院眼科，医長
2004年	社会福祉法人博寿会山本病院眼科，医長 近畿大学眼科学教室，非常勤講師
2021年	医療法人心月会つきやま眼科クリニック，院長

内田 薫
（うちだ かおる）

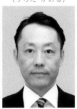

1994年	日本大学生産工学部工業化学科卒業(現，応用分子科学科)
1996年	同大学大学院生産研究科工業化学専攻修了(現，応用分子科学専攻) 株式会社シード入社
2005年	チバビジョン株式会社入社(現，日本アルコン株式会社)
2012年	日本アルコン株式会社調査企画部ビジョンケアグループ
2022年	同社メディカル本部ビジョンケアグループ，グループマネージャー

川守田拓志
（かわもりた たくし）

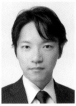

2003年	北里大学医療衛生学部視覚機能療法学専攻卒業
2006年	University of Arizona, Ophthalmology and Vision Science, Visiting scholar
2008年	北里大学大学院医療系研究科眼科学(博士課程)修了 同大学医療衛生学部視覚機能療法学専攻，助教
2011年	同，専任講師
2016年	同，准教授

納田 裕子
（のうだ ゆうこ）

1997年	神戸総合医療専門学校視能訓練士科卒業 大阪赤十字病院眼科
2003年	立命館大学産業社会学部発達福祉コース卒業 行岡病院眼科
2005年	伊丹中央眼科

岡島 行伸
（おかじま ゆきのぶ）

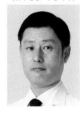

2001年	東邦大学卒業
2008年	西横浜国際総合病院眼科，医長
2012年	東邦大学医療センター大森病院眼科，助教
2022年	綱島アイクリニック，院長

菊地 智文
（きくち ともふみ）

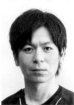

2013年	高知大学理学部卒業
2020年	大阪医療福祉専門学校視能訓練士科卒業
2021年	いしづち眼科，視能訓練士

星合竜太郎
（ほしあい りゅうたろう）

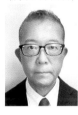

1987年	学習院大学経済学部卒業 株式会社東芝
1992年	米国Western Michigan University Haworth College of Business 卒業(MBA) ダイナボット株式会社(現，アボットジャパン合同会社)
2001年	日本アルコン株式会社
2008年	チバビジョン株式会社(現，日本アルコン株式会社)
2016年	ジョンソン・エンド・ジョンソン株式会社ビジョンケアカンパニー

鈴木 崇
（すずき たかし）

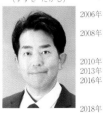

1999年	愛媛大学卒業
2002年	岐阜大学病原体制御学国内留学
2006年	愛媛大学大学院医学研究科修了
2008年	Harvard Medical School, Schepens Eye Research Institute留学
2010年	愛媛大学眼科，助教
2013年	同，講師
2016年	Singapore National Eye Centre 留学 いしづち眼科，理事長
2018年	東邦大学医療センター大森病院眼感染先端治療学，寄付講座准教授

山崎 勝秀
（やまさき かつひで）

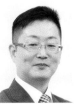

1997年	近畿大学大学院農学研究科農芸化学専攻修了 株式会社オフテクス入社(品質保証部勤務)
2004年	同社第一研究部転属
2012年	同社研究開発本部，CLC 開発部長
2013年	同社，執行役員/研究開発本部，CLC 開発部長
2015年	International Society for Contact Lens Research Corporate Advisory Board member
2016年	同社，執行役員/研究開発本部，副本部長/品質保証部，部長兼務
2022年	同社，執行役員/神戸研究所，所長/認証薬事部，部長兼務
2023年	同社，取締役/神戸研究所，所長/認証薬事部，部長兼務

コンタクトレンズ処方＆ケア update

編集企画／いしづち眼科理事長　鈴木　崇

Monthly Book

OCULISTA

編集主幹／村上　晶　高橋　浩　堀　裕一

No.136 / 2024. 7◆目次

CONTENTS

「OCULISTA」とはイタリア語で眼科医を意味します.

Monthly Book

OCULISTA
オクリスタ

2024. **3**月増大号

No. **132**

眼科検査機器は
こう使う！

編集企画

二宮欣彦
行岡病院副院長

2024年3月発行　B5判　170頁
定価5,500円 (本体5,000円＋税)

この一冊で機器の使い方をマスター！
8つに細分化して項目立てされた
本特集は**様々な疾患における**
診断や評価、検査方法などを詳説！
豊富な図写真でわかりやすく、
エキスパート達の最新知見も
盛り込まれており、日常診療に役立つ
眼科医必携の増大号特集です。

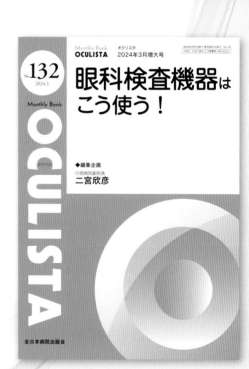

全日本病院出版会
www.zenniti.com

〒113-0033 東京都文京区本郷 3-16-4　Tel:03-5689-5989
Fax:03-5689-8030

MB OCULI. No. 136：1−9, 2024

特集／コンタクトレンズ処方＆ケア update

遠近両用ソフトコンタクトレンズ update

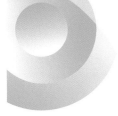

OCULISTA

月山純子*

Key Words： 老視(presbyopia)，遠近両用ソフトコンタクトレンズ(soft contact lens：SCL)，瞳孔径(pupil diameter)，累進屈折型(progressive refraction type)，焦点深度拡張型(extended depth of focus：EDOF)

Abstract： 2022 年，遠近両用 SCL の処方比率は世界平均で 18％であるが，本邦では 8％と低く，適応がある人に行き渡っていない現状がある．遠近両用 SCL の種類や素材，デザインは進化しており，選択肢が広がっているが，各レンズにより球面度数や加入度数の選び方は異なり，まずは推奨マニュアルに従って合わせるのが良い．遠近両用 SCL は，瞳孔径やレンズの位置ずれの影響が出やすいが，遠方と近方が同心円状に配置されている EDOF や，瞳孔径が変化しても遠方と近方が一定比率になるようデザインされたものもある．これまでどのような矯正で，どのような見え方をしてきていたのか？　夜間の車の運転が多いか？　パソコン操作などの近業作業が多いのか？　によって選択は変わる．遠近両用 SCL の処方は手間がかかるが，老視はすべての人に生じるものである．自分事と捉えて取り組むことが大切である．

はじめに

　遠近両用ソフトコンタクトレンズ(soft contact lens：以下，SCL)は，これまで単焦点 SCL を使用してきた方が，手元の見えにくさや，眼精疲労を訴えてきた場合に処方することが多い．しかし，見え方がこれまでと変化するので，その特徴を理解して処方する必要がある．

　一方，遠視の場合には，コンタクトレンズ(以下，CL)のほうが眼鏡と比較して，視野の歪みが少なく，調節力や輻湊が少なくてすみ，整容面でも好まれることが多い．ハードコンタクトレンズ(hard contact lens：以下，HCL)を，CL 経験がない老視世代に処方するのは難しいが，SCL であれば処方成功率も高い．

　これまで CL を使用したことがない 50〜60 歳代の人でも，SCL であれば初めての CL でも上手に使いこなすことができるケースが多く，良い適応となる．遠視の症例では，老視世代になって初のCL デビューになることが多いが，遠近両用 SCLを手放すことができなくなるほど quality of life(以下，QOL)が上がり，感謝されることも多い．

　しかし，本邦での遠近両用 SCL の処方比率は，諸外国と比べて低い．2022 年の遠近両用 SCL の処方比率は，世界平均で 18％であるが，本邦では8％と低い[1]．

　人口を年齢順に並べ，その中央で人口を二等分する境界点にあたる年齢を中位年齢というが，国立社会保障・人口問題研究所の人口統計資料(2023改訂版)[2]によると，本邦では 49.0 歳である．オーストラリアの 37.8 歳，アメリカの 38.8 歳，インドの 28.3 歳などと比べると群を抜いて高い．本邦は，すでに人口の半数以上が老視であると推計さ

* Junko TSUKIYAMA，〒648-0065　橋本市古佐田 1-5-5　医療法人心月会つきやま眼科クリニック，院長

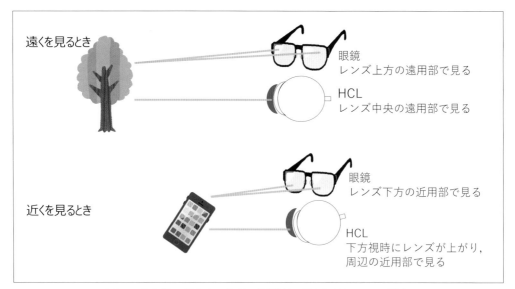

図 1. 交代視の見え方：遠近両用眼鏡，遠近両用 HCL の場合

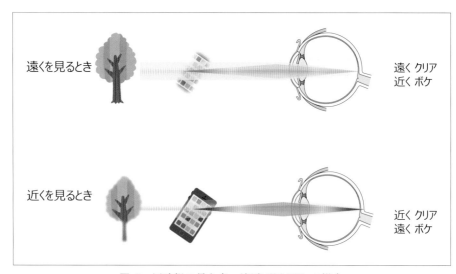

図 2. 同時視の見え方：遠近両用 SCL の場合

れるが，遠近両用 SCL の処方比率が低い．したがって，本邦では遠近両用 SCL の恩恵にあずかっていない人が，まだ数多く存在すると思われる．

処方側からすれば，遠近両用 SCL は処方に手間と時間がかかる，苦労した割に患者満足度が低い，単焦点レンズと比較して高額であるなど様々な理由が挙げられると思う．しかし，遠近両用 SCL は，欠点を受け入れながら，様々な日常生活の場面に合わせて使用すると便利で快適なものである．

本稿では，なるべくシンプルに遠近両用 SCL を処方していただくため，基本的な内容から解説し

ていきたい．

遠近両用 SCL の原理

遠近両用 SCL は，交代視型の眼鏡や HCL の遠近両用（図 1）と異なり，基本的には同時視型と呼ばれる光学設計となっている（図 2）．同時視型では，遠方から近方まですべての画像が網膜上に投影されるが，脳が選択的に見たいものを選び取って見ている（図 3）．累進屈折型や二重焦点型，焦点深度拡張型（extended depth of focus：以下，EDOF）などがあるが（図 4），いずれも遠方から近方までの光を上手く分配する必要があり，その分

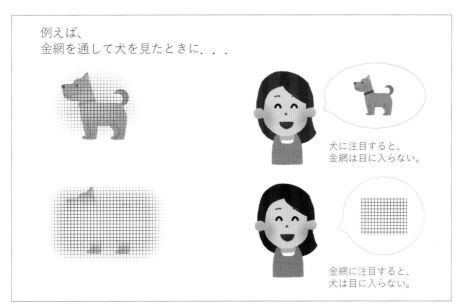

例えば、
金網を通して犬を見たときに...

犬に注目すると、
金網は目に入らない。

金網に注目すると、
犬は目に入らない。

図 3. 同時視型の原理
脳が見たいものを選択することにより見える.

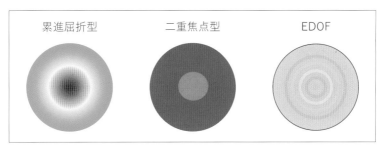

累進屈折型　　　　　二重焦点型　　　　EDOF

図 4. 累進屈折型，二重焦点型，EDOF

配の仕方がレンズによって異なる．メーカー，加入度数によって異なるので，1つのレンズが不適応でも他のデザインで成功することがある．基本的には，trial and error で試みるが，どうしても遠近両用 SCL の見え方が受け入れられない場合もある．その場合は，モノビジョンや眼鏡との併用を考える．

遠近両用 SCL のすすめ方

遠近両用 SCL をすすめる場合，まず老視とは調節力の低下によるもので，ピントの合う距離が狭くなるということを，図などを用いて説明するようにする．遠近両用 SCL ですべての距離をよく見えるようにはできないが，明視域を広げ，ピントの合う距離を増やすことが目的であることを伝える．夜間の車の運転が多いのか？　パソコン操作などの近業作業が多いのか？　を聴き取り，どこを最も見たいのかを知ることが，レンズの選択において重要なポイントである．

遠近両用 SCL は，眼鏡や HCL の遠近両用と異なり，同時視型であるために，見え方の質はどうしても下がる．特に，これまで近視の単焦点 SCL を使用してきた場合には，これまでの見え方と比較してしまい，ぼやっとした見え方に慣れて，受け入れる時間には個人差がある．

これまで近視過矯正気味に遠方重視の矯正であった症例では，最初によく説明しておかないと，どうしても遠方視の不満足感が強く，処方に至らない．また，近視の場合は，眼鏡のほうが近方視時の調節力が少なくてすみ，眼鏡を外したり，ずらしたりすることで近くがよく見えるので，眼鏡のほうが楽に見えることも伝えておく．

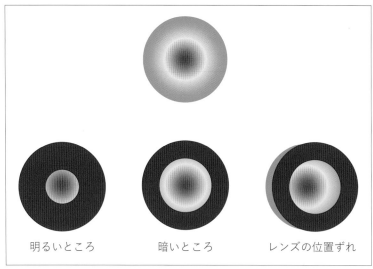

図 5. 累進屈折型レンズと瞳孔径，レンズの位置ずれの影響
　瞳孔径の違いやレンズの位置ずれによって，遠方と近方のバランスが
　変化することで見え方が変わる．

| 明るいところ | 暗いところ | レンズの位置ずれ |

遠近両用 SCL は瞳孔径の影響を受けるので，暗いところでは見えにくくなることも説明し，必ず眼鏡のバックアップを持つようにしていただく．明るい診察室では大丈夫であっても，暗いところの見え方は全く異なる．車の運転で怖い思いをしないよう，念を押すようにする．

遠近両用 SCL の短所をしっかり説明し，期待感を下げたうえで遠近両用 SCL の長所を強調したい．遠近両用 SCL を使用することによって，近くの見え方が改善し，疲れにくくなることは QOL に大きく貢献する．何よりも，場面に応じて CL を使えるメリットは大きい．筆者も現在 54 歳で，日々老視を実感しているが，老視になったからと CL を諦めるのは受け入れがたい．恐らく 70 代になっても，眼鏡を併用しながら CL を使用し続けることと思う．こういう患者は多いのではないだろうか．

場合によっては，眼鏡を併用しても良いことを提案すると，処方のハードルはぐっと下がる．筆者も，日常生活で近方視と遠方視の割合がどれくらいかを確認して，最も使用する距離での矯正を重視し，CL 処方後に遠方が足りないなら CL の上からかける遠用眼鏡を，近方が足りないなら近用眼鏡を処方して，必要に応じて使用していただくことも多い．CL＋眼鏡という選択肢は，患者側が

あまり知らないことも多いので，提案すると遠近両用 SCL 処方のハードルが下がる．

眼鏡，CL の長所と短所を理解していただき，こちらから様々な提案をすることで，CL をドロップアウトすることなく，CL と眼鏡を上手に使い分けることができるようになり，QOL が大きく向上する．

遠近両用 SCL と瞳孔径

遠近両用 SCL は，基本的には瞳孔径の影響を受ける（図 5）．瞳孔径の大きさによって，遠用部から近用部の光を振り分ける分配の比率が変わり，バランスが変化する．これにより，明るい診察室では良かったとしても，夜の車の運転では違った見え方になる．瞳孔径が大きくなる暗いところでは，遠方から近方まで，多くの像が網膜上に投影されることになり，ボケが強くなり，コントラスト感度の低下を起こしやすい[3)4)]．

しかし，EDOF では，遠用部と近用部の度数が交互に入っているため，瞳孔径が変化しても，光を振り分ける比率が変化しにくく，瞳孔径の影響を受けにくいとされている[4)]（図 6）．また，CL は動きによってセンタリングが変わるが，これについても同様に影響を受けにくいと言われている[4)]（図 6）．

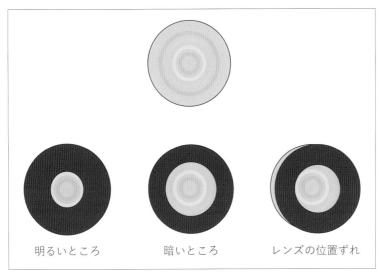

図 6. EDOF と瞳孔径, レンズの位置ずれの影響
同心円状に遠方と近方部分が存在するため, 瞳孔径の違いやレンズの
位置ずれによるバランスの変化が生じにくい.

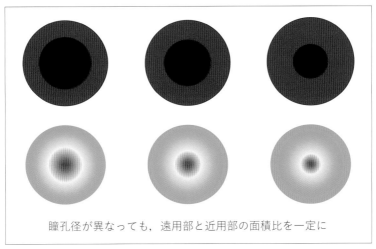

瞳孔径が異なっても, 遠用部と近用部の面積比を一定に

図 7. 瞳孔径に合わせた累進屈折型のレンズデザイン
瞳孔径が異なっても, 遠方と近方のバランスが一定になるような設計

瞳孔は加齢によって小さくなり, 近視の屈折度数が大きいと瞳孔径が大きくなり, 遠視度数では小さくなると言われている[5]. このことから, 屈折度数と加入度数から瞳孔径を想定し, 遠用部と近用部の面積比が一定になるよう配慮されたものもある(図7).

各種遠近両用 SCL の特徴

代表的なメーカーの遠近両用 SCL を表1, 2にまとめた. 1日使い捨てタイプと2週間頻回交換タイプがあり, 素材についても, 酸素透過性が高いシリコーンハイドロゲル素材が増えてきている. 中心近用の累進多屈折型が多いが, 中心遠用のものもある. 中心遠用の累進屈折型の遠近両用SCL は, 軸外収差理論において, 網膜周辺部の遠視性デフォーカスが軽減することから, 若年者の近視進行抑制にも用いられるようになってきている[6].

遠近両用 SCL とドライアイ

遠近両用世代はドライアイ世代でもあり, ドライアイ対応として, 各メーカーが様々な工夫を凝

表 1. 各種遠近両用 SCL：1 日使い捨て

レンズ名	デイリーズ® トータル ワン® マルチフォーカル	デイリーズ® アクア コンフォートプラス™ マルチフォーカル	マイデイ® マルチフォーカル	プロクリア® ワンデー マルチフォーカル	ワンデー アキュビュー® モイスト® マルチフォーカル	バイオトゥルー® ワンデー マルチフォーカル	アクアロックス® ワンデー UV リッチモイスト マルチフォーカル	シード 1dayPure マルチステージ	シード 1dayPure EDOF	1DAY メニコン プレミオ マルチフォーカル
メーカー	Alcon	Alcon	CooperVision	CooperVision	Johnson & Johnson	ボシュロム	ボシュロム	SEED	SEED	メニコン
素材	シリコーンハイドロゲル	ハイドロゲル	シリコーンハイドロゲル	ハイドロゲル	ハイドロゲル	ハイドロゲル	シリコーンハイドロゲル	ハイドロゲル	ハイドロゲル	シリコーンハイドロゲル
含水率	33%	69%	54%	60%	58%	78%	55%	58%	58%	56%
規格	+0.25〜+5.00 (0.25 ステップ) 0.00〜-10.00 (0.25 ステップ)	+5.00〜+0.00 (0.25 ステップ) -0.25〜-10.00 (0.25 ステップ)	+8.00〜-10.00 (0.25 ステップ) -10.50〜-12.00 (0.50 ステップ)	+5.00〜-6.00 (0.25 ステップ) -6.50〜-10.00 (0.50 ステップ)	+5.00〜-9.00 (0.25 ステップ)	+5.00〜-6.50 (0.25 ステップ) -7.00〜-9.00 (0.50 ステップ)	±0.00〜-6.00 (0.25 ステップ) -6.50〜-10.00 (0.50 ステップ) +0.25〜+6.00 (0.25 ステップ)	+5.00〜-10.00 (0.25 ステップ)	+5.00〜-12.00 (0.25 ステップ)	+5.00〜-6.00 (0.25 ステップ) -6.50〜-10.00 (0.50 ステップ)
加入度数	LO/MED/HI	LO/MED/HI	Low/Med/High	+1.50	Low/Mid/High	Low/High	Low/High	+0.75/+1.50	Low/Middle/High	Low (+1.00)/ High (+2.00)
光学デザイン	中心近用 累進屈折型	中心近用 累進屈折型	中心近用 累進屈折型	中心近用 累進屈折型	中心近用 累進屈折型	中心近用 3 ゾーン 累進屈折型	中心近用 3 ゾーン 累進屈折型	中心遠用 累進屈折型	EDOF	中心近用 累進屈折型

表 2. 各種遠近両用 SCL：2 週間頻回交換

レンズ名	アキュビュー® オアシス® マルチフォーカル	アクアロックス® 遠近両用	エア オプティクス® プラス ハイドラグライド® マルチフォーカル	バイオフィニティ® マルチフォーカル	2WEEK メニコン プレミオ 遠近両用	シード 2weekPure マルチステージ	ロート モイストアイ マルチフォーカル
メーカー	Johnson & Johnson	ボシュロム	Alcon	CooperVision	メニコン	SEED	ロート製薬
素材	シリコーンハイドロゲル	シリコーンハイドロゲル	シリコーンハイドロゲル	シリコーンハイドロゲル	シリコーンハイドロゲル	ハイドロゲルレンズ	シリコーンハイドロゲル
含水率	38%	46%	33%	48%	40%	58%	48%
規格	-0.25〜-9.00 (0.25 ステップ) ±0.00〜+5.00 (0.25 ステップ)	+6.00〜+4.50 (0.50 ステップ) +4.00〜-7.00 (0.25 ステップ) -7.50〜-10.00 (0.50 ステップ)	+0.25〜+5.00 (0.25 ステップ) 0.00〜-10.00 (0.25 ステップ)	+6.00〜-6.00 (0.25 ステップ) -6.50〜-10.00 (0.50 ステップ)	+5.00〜-6.00 (0.25 ステップ) -6.50〜-13.00 (0.50 ステップ)	+5.00〜+0.50 (0.25 ステップ) -0.50〜-6.00 (0.25 ステップ) -6.50〜-10.00 (0.50 ステップ)	+3.00〜-6.00 (0.25 ステップ) -6.50〜-8.00 (0.50 ステップ)
加入度数	Low/Mid/High	Low (〜+1.5)/ High (〜+2.5)	LO/MED/HI	+1.00/+1.50/ +2.00/+2.50	プログレッシブデザイン +1.00/+2.00 バイフォーカルデザイン +2.00	+0.75/+1.50	+1.50/+2.00
光学デザイン	中心近用 累進屈折型	中心近用 3 ゾーン累進屈折型	中心近用 累進屈折型	中心遠用 累進屈折型	プログレッシブデザイン 中心近用累進屈折型 バイフォーカルデザイン 中心近用二重焦点	中心遠用 累進屈折型	中心遠用 累進屈折型

表 3. 各種遠近両用 SCL の球面度数，加入度数などの選び方

メーカー	Alcon	ボシュロム	CooperVision	Johnson & Johnson	シード	メニコン
レンズ名	デイリーズ トータル ワン® マルチフォーカル エア オプティクス® プラス ハイドラグライド® マルチフォーカル	アクアロックス® 遠近両用 アクアロックス® ワンデー UV シン マルチフォーカル	マイデイ® マルチフォーカル	アキュビュー® マルチフォーカルシリーズ	シード 1dayPure EDOF	1DAY メニコン プレミオ マルチフォーカル
球面度数の選び方 （必要に応じて頂点間距離補正が必要）	自覚的屈折値の等価球面度数に +0.25 D	自覚的屈折値の等価球面度数	自覚的屈折検査は，必ず雲霧状態から始め，過矯正にならないように注意する	完全矯正値	今まで使用していた SCL 度数を元に選択	自覚的屈折値の等価球面度数
加入度数などの選び方	初めての方には年齢にかかわらず Low add から	スタートは Low を推奨するが，前使用ですでに High add などを使用されている場合は，必要に応じて High add から 遠方視不良 →優位眼のレンズ度数調整 近方視不良 →非優位眼のレンズ度数調整	優位眼には Low 非優位眼には必要な加入度数に合わせて Low-Low，Low-Med，Low-High	〜49 歳 Low Low 50〜57 歳 Mid Mid 58 歳〜 Mid High 遠方視不良 →加入度数の変更 近方視不良 →球面度数の変更	まずは Low タイプから 遠方視不良 →球面度数の調整 近方視不良 →加入度数変更	遠近両用 CL が初めての場合は Low（+1.00 D）から 近方視不良 →両眼に +0.25 D ずつ球面度数調整 →加入度数を High（+2.00 D）へ

らしており，素材もシリコーンハイドロゲルレンズが多くなり装用感も快適に進化してきている．かつてドライアイで SCL の装用を諦めた方にも，一度試していただきたいようなものも続々と登場している．

また，ジクアホソル点眼やレバミピド点眼は，ベンザルコニウム化合物が含まれておらず，適正使用と医師による定期検診が必須ではあるが，SCL 装用をしたままの点眼が可能となっている．SCL 装用者に対するジクアホソル点眼やレバミピド点眼の有効性についての報告[7]~[9]もある．ドライアイ症例への CL 処方については賛否両論あると思うが，経過観察のうえ，素材やデザインを考慮して，点眼を併用しながら使用できることも多くなってきている．

各種遠近両用 SCL の処方手順

遠近両用 SCL の処方手順は，メーカーによって様々である．基本的には，各メーカーの出している推奨手順に従って合わせるのが良い．表 3 に簡略化してまとめたが，球面度数や加入度数の選び方，その後の追加矯正の方法などは，メーカーによって異なることに注意したい．

Alcon 社やシード社のように，加入度数が最初は低い加入度数から開始するといったメーカーから[10]，ボシュロム社のように，基本は Low からであるが，これまで高い加入度数の遠近両用 SCL を使用していた症例では最初から High を選択するというメーカーもある．Johnson & Johnson 社のように，年齢などに応じて最初から両眼とも Mid を選択することを推奨しているメーカーもある[9]．また，CooperVision 社のように，優位眼に Low，非優位眼に年齢に応じて Med や High を用いるといった合わせ方[11]もあり，様々である．

球面度数についても，Johnson & Johnson 社のように，完全矯正値を用いるといったメーカーから[10]，CooperVision 社のように自覚的屈折検査は，必ず雲霧状態から始めて，過矯正にならないように注意する[11]，また，Alcon 社のように自覚的等価球面度数から +0.25 D 程度にする[10]というように違いがある．それぞれのレンズメーカーの推奨手順を確認するようにする．

表 4. 特殊な遠近両用 SCL：遠近両用カラー SCL，遠近両用トーリック SCL

レンズ名	2WEEKメニコン プレミオ遠近両用トーリック	2WEEKメニコン Rei マルチフォーカル
メーカー	メニコン	メニコン
素材	シリコーンハイドロゲル	ハイドロゲル
含水率	40%	72%
規格	0.00〜−6.00（0.25 ステップ） −6.50〜−10.00（0.50 ステップ） 円柱度数 −0.75，−1.25 軸 180°，90°	0.00〜−6.00（0.25 ステップ） −6.50〜−10.00（0.50 ステップ） ヌーディブラウン マイルドブラック
加入度数	+1.00	+1.00
光学デザイン	中心近用 累進屈折型	中心近用 累進屈折型
特徴	国内唯一のトーリック遠近両用 SCL	メルスプラン加盟施設のみ取り扱い カラーの遠近両用 SCL

特殊な遠近両用 SCL（表 4）

1．遠近両用トーリック SCL

　乱視が強い場合，遠近両用 SCL の処方は不適応となることが多い．多くのメーカーでは，全乱視が 0.75〜1.5 D 程度を超えると難しくなるとしている[10]．実際の臨床現場でも，乱視が 1.0 D を超えると上手くいかないことが多く，トーリック SCL を用いたモノビジョンなどで対応されることが多い．

　本邦では，遠近両用トーリック SCL は，メニコン社の 2WEEKメニコン プレミオ遠近両用トーリック 1 種類のみである．遠近両用トーリック SCL の適応患者は多く，もう少し種類が増えてほしいところであるが，トーリックレンズでは乱視度数，軸が多岐にわたり，そこに加入度数が加わってくるとさらに多くの種類のレンズが必要となり，メーカーが安定的に製造しがたいものであると思われる．しかし，海外では，1 日使い捨てのハイドロゲルレンズの遠近両用 SCL，CooperVision 社の Proclear® multifocal toric などがあり，今後本邦でも選択肢が増えることを期待したい．

　2WEEKメニコン プレミオ遠近両用トーリックの製品概要[12)13)]であるが，2 週間頻回交換タイプで，シリコーンハイドロゲルレンズ素材でできている．部分的にレンズが厚くなるトーリックレンズにおいても，酸素透過性が保たれる．ダブルスラブオフデザインのため，上下方向が薄く異物感を感じにくい．遠視度数はないが，近視度数は−10.00 D まであり，円柱軸は 90° と 180° の 2 種類ある．加入度数は +1.00 D のみで，老視の進んだ症例では足らないように思われるが，実際にはモノビジョンテクニックなどを用いて，球面度数を調整しながら対応できることも多い．

2．遠近両用カラー SCL

　カラー CL が 1 つのジャンルとして定着しており，老視世代でもカラー CL を希望されることが多くなってきている．残念ながら，ハイドロゲルレンズのみで種類は少なく，加入度数も +1.00 D 程度しかないが，今後の広がりに期待したい．

　現在，メニコン社からメルスプラン加盟施設のみの扱いになるが，加入度数が +1.00 D の 2 週間頻回交換型ハイドロゲルレンズで，2WEEKメニコン Rei マルチフォーカルがある．

おわりに

　遠近両用 SCL のデザインや素材は，年々進化しており，数年前に試してダメだったと思っていても，上手くいくことがあり，ぜひ試してみて欲しい．

　老視とは，調節力の低下により明視域が狭くなるということを，患者に図を見せながら説明し，

理解していただいたうえで，遠近両用 SCL ですべ
ての距離がよく見えるわけではないが，上手に使
えば明視域が広がり，QOL が上がることを強調
し，trial and error の精神で合わせることが大切
であると思う．

　手間のかかることではあるが，本邦では人口の
半数以上が老視であり，すべての人が年齢を重ね
ると老視となる．すべての眼科関係者が，自分事
と捉えて積極的に取り組んでいくことが大切であ
ると思う．

文　献

1) Morgan PB, Woods CA, Tranoudis IG, et al：
International Contact Lens Prescribing in 2022.
Contact Lens Spectrum, **38**：28-35, 2023.
Summary 毎年発表される世界の CL 処方に関
する統計資料．多くの論文で引用されている．
2) 国立社会保障・人口問題研究所：人口統計資料
集．2023.
https://www.ipss.go.jp/index.html
3) Sha J, Bakaraju RC, Chung J, et al：Short-term
visual performance of soft contact lenses for
presbyopia. Arq Bras Oftalmol, **79**：73-77, 2016.
4) Bakaraju RC, Ehrmann K, Ho A：Extended
depth of focus contact lenses vs. two commer-
cial multifocals：Part 1. Optical performance
evaluation via computed through-focus retinal
image quality metrics. J Optom, **11**：10-20, 2018.
5) Cakmak HB, Cagli N, Simavli H, et al：Refractive
Error May Influence Mesopic Pupil Size. Curr
Eye Res, **35**：130-136, 2010.
6) Smith EL 3rd, Kee CS, Ramamirtham R, et al：
Peripheral vision can influence eye growth and
Refractive development in infant monkeys.
Invest Ophthalmol Vis Sci, **46**：3965-3972, 2005.
7) Shigeyasu C, Yamada M, Akune Y, et al：Diqua-
fosol for Soft Contact Lens Dryness：Clinical
Evaluation and Tear Analysis. Optom Vis Sci,
93：973-978, 2016
8) Ogami T, Asano H, Hiraoka T, et al：The Effect
of Diquafosol Ophthalmic Solution on Clinical
Parameters and Visual Function in Soft Contact
Lens-Related Dry Eye. Adver Ther, **38**：5534-
5537, 2021.
9) Igarashi T, Kobayashi M, Yaguchi C, et al：Effi-
cacy of Rebamipide Instillation for Contact Lens
Discomfort with Dry Eye. Eye Contact Lens,
44：S137-S142, 2018.
10) 松澤亜紀子，スミス朱美，五十嵐良広ほか：CL
バトルロイヤルサードステージ　第 72 回　遠近
両用ソフトコンタクトレンズの選択 1. 日コレ
誌，**65**：75-81，2023.
Summary 各種メーカーの学術担当者が，わか
りやすく製品の特徴と処方のコツを解説してい
る．
11) 小淵輝明：製品紹介コーナー第 48 回　遠近両用
ソフトコンタクトレンズ「マイデイマルチフォー
カル」の紹介．日コレ誌，**64**：207-210，2022.
12) 月山純子：遠近両用トーリックソフトコンタクト
レンズの処方．新篇眼科プラクティス 9 必読！
コンタクトレンズ診療（前田直之，大鹿哲郎編）．
文光堂，pp. 95-96，2023.
13) 酒井利江子：製品紹介コーナー第 45 回　2 週間交
換ソフトコンタクトレンズ「2WEEK メニコンプ
レミオ遠近両用トーリック」の紹介．日コレ誌，
64：53-56，2022.

Monthly Book

OCULISTA

2022.**10**月号

No.

115

編集企画

柿田哲彦 柿田眼科院長
2022年10月発行 B5判 82頁
定価3,300円(本体3,000円＋税)

知っておきたい！
眼科の保険診療

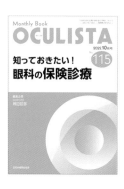

目 次 ────

・病名─診療報酬請求時に気をつけなければならないこと─
・眼科検査、 診療報酬請求の勘どころ
・保険診療に必要な投薬の知識
・処置料、注射手技料、麻酔手技料算定について
・白内障手術の診療報酬請求
・白内障手術以外の眼科手術全般の診療報酬請求
・入院における保険請求の仕組みと注意点
・眼科診療とDPC
・眼科在宅医療の実際
・査定・返戻への対応、個別指導の対象とならないための注意点

Monthly Book

OCULISTA

2021.**3**月増大号

No.

96

編集企画

白根雅子 しらね眼科院長
2021年3月発行 B5判 156頁
定価5,500円(本体5,000円＋税)

眼科診療
ガイドラインの
活用法

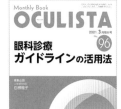

目 次 ────

・ドライアイ診療ガイドラインについて
・黄斑ジストロフィの診断ガイドラインについて
・急性帯状潜在性網膜外層症（AZOOR）の診断ガイドラインについて
・斜視に対するボツリヌス療法に関するガイドラインについて
・ぶどう膜炎診療ガイドラインについて
・屈折矯正手術のガイドラインについて
・オルソケラトロジーガイドラインについて など

 全日本病院出版会

〒113-0033 東京都文京区本郷 3-16-4 Tel:03-5689-5989
www.zenniti.com Fax:03-5689-8030

MB OCULI. No. 136 : 11 – 18, 2024

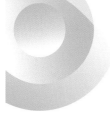

特集／コンタクトレンズ処方＆ケア update

乱視用ソフトコンタクトレンズ update

OCULISTA

菊地智文*

Key Words： ソフトコンタクトレンズ（soft contact lens：SCL），トーリックソフトコンタクトレンズ（toric soft contact lens），球面ソフトコンタクトレンズ（spherical soft contact lens），乱視（astigmatism），全乱視（total astigmatism）

Abstract：トーリックソフトコンタクトレンズ（SCL）の適応は，全乱視（角膜頂点間距離補正後の円柱度数−0.75〜−3.50 D 程度まで）が矯正範囲である．トーリック SCL には，円柱軸を安定させるデザインが 2 種類（プリズムバラストデザイン・ダブルスラブオフデザイン）ある．最近では，この 2 種類の特徴を併せ持つハイブリッドデザインも発売されている．乱視眼の状態を把握したうえでデザイン選択をすることで，軸ずれを防ぎ，良好な視力と装用感を得ることができる．また，自覚的屈折検査時に，トーリック SCL の度数を実際に体験（シミュレーション）することで，処方度数を決定できる．さらに，球面度数（等価球面度数）と見え方を比較することで，装用者に乱視矯正の必要性を理解していただけるため，有用な検査方法の 1 つとなる．

はじめに

コンタクトレンズ（CL）処方現場で，インターネットで CL を購入し，度数が合っておらず不満を訴えて来院されるケースがよくある．乱視矯正が必要であるにもかかわらず，球面 SCL を購入している人も多い．矯正すべき乱視を放置した場合，視力が低下し，特に夜間は，より見えにくく感じる可能性があるため，適切な乱視矯正が必要となる．しかし日本では，海外諸国に比べてトーリック SCL の処方割合は低い傾向にある．2021 年の日本のトーリック SCL の処方割合は 18％と，世界平均 32％を大きく下回る結果となっている[1]．なぜトーリック SCL の処方割合が低いのか？　検査側の要因としては，処方が煩雑であり面倒である，時間を要する，乱視の有効性を理解してもらえるか不安であるといったことなどが考

えられる．一方，患者側の要因としては，そもそも乱視をわかっていない，自身の乱視に気づいていない，球面 SCL よりも高価であるなどが考えられる．

そうしたことから，各 CL メーカーは，適切なトーリック SCL の処方が促進されるように，円柱度数・円柱軸の規格の拡大や，より円柱軸が安定しやすいようにデザインを工夫し製造している．今回，最新の乱視用 SCL のデザイン特徴，乱視の有効性や処方のコツについてまとめた．

乱視用 SCL のデザイン

円柱軸を安定させるデザインは，プリズムバラストデザインとダブルスラブオフデザインの 2 種類に分けられる（表 1）．プリズムバラストデザインは，レンズ上方が薄く，レンズ下方に向かってプリズム状に徐々に厚みを増す構造になっている．CL は，瞬目時に眼瞼から圧力を受ける．そのときに，レンズは厚いほう（下方部）から先に押

* Tomofumi KIKUCHI，〒792-0811　新居浜市庄内町 1-8-30　いしづち眼科

表 1. 代表的なトーリック SCL 一覧

使用期間	メーカー	製品名	デザイン	素材	球面度数	円柱度数	軸度
1日交換型	クーパービジョン	マイデイ トーリック	プリズムバラスト	シリコーンハイドロゲル	①±0.00〜-10.00 D ②+0.50〜+6.00 D ③±0.00〜-10.00 D	①-0.75 D, -1.25 D, -1.75 D, -2.25 D ②-0.75 D, -1.25 D, -1.75 D, -2.25 D ③-0.75 D, -1.25 D, -1.75 D	①10°, 20°, 90°, 160°, 170°, 180° ②90°, 180° ③70°, 80°, 100°, 110°
		ワンデー バイオメディックス トーリック	プリズムバラスト	ハイドロゲル	①±0.00〜-10.00 D ②±0.00〜-7.00 D	①-0.75 D, -1.25 D, -1.75 D ②-0.75 D, -1.25 D	①90°, 180° ②20°, 160°
		ワンデー アクエア トーリック	プリズムバラスト	ハイドロゲル	①±0.00〜-10.00 D ②±0.00〜-7.00 D	①-0.75 D, -1.25 D, -1.75 D ②-0.75 D, -1.25 D	①90°, 180° ②20°, 160°
	メニコン	1DAYメニコン プレミオ トーリック	ハイブリッド	シリコーンハイドロゲル	±0.00〜-10.00 D	-0.75 D, -1.25 D, -1.75 D	90°, 180° -1.75 D は軸180°のみ
		1DAYメニコン トーリック	プリズムバラスト	ハイドロゲル	±0.00〜-10.00 D	-0.75 D, -1.25 D, -1.75 D	90°, 180° -1.75 D は軸180°のみ
		Magic toric	プリズムバラスト+上部スラブオフ	ハイドロゲル	±0.00〜-10.00 D	-0.75 D, -1.25 D, -1.75 D	15°, 90°, 165°, 180° -1.75 D は軸180°のみ
	アルコン	フレッシュジョン ワン 乱視用	プリズムバラスト	シリコーンハイドロゲル	+4.00〜-8.00 D	-0.75 D, -1.25 D, -1.75 D, -2.25 D	20°, 90°, 160°, 180° ※1
		デイリーズ アクアコンフォートプラス トーリック	ダブルスラブオフ	改良ポリビニルアルコール	+4.00〜-8.00 D	-0.75 D, -1.25 D, -1.75 D	20°, 90°, 160°, 180°
	ボシュロム	バイオトゥルー ワンデー トーリック	プリズムバラスト	ハイドロゲル	①±0.00〜-9.00 D ②±0.00〜-6.00 D	①-0.75 D, -1.25 D, -1.75 D, -2.25 D ②-2.75 D	①20°, 90°, 160°, 180° ②90°, 180°
		メダリスト ワンデープラス 乱視用	プリズムバラスト	ハイドロゲル	±0.00〜-9.00 D	-0.75 D, -1.25 D, -1.75 D	90°, 180°
	ジョンソンエンドジョンソン	ワンデーアキュビューオアシス 乱視用	ダブルスラブオフ	シリコーンハイドロゲル	+4.00〜-9.00 D	-0.75 D, -1.25 D, -2.25 D ※2	90°, 180°
		ワンデーアキュビューモイスト 乱視用	ダブルスラブオフ	ハイドロゲル	+4.00〜-9.00 D	-0.75 D, -1.25 D, -2.25 D ※2	10°, 20°, 60°, 80°, 90°, 100°, 120°, 160°, 170°, 180°
	シード	1dayPure UP 乱視用	プリズムバラスト+上部スラブオフ	ハイドロゲル	+2.00〜-10.00 D	-0.75 D, -1.25 D, -1.75 D	20°, 90°, 160°, 180° ※3 -1.75 D は軸180°のみ
		シード Eye coffret 1 day UV M TORIC	ダブルスラブオフ	ハイドロゲル	±0.00〜-8.00 D	-0.75 D, -1.25 D	180°

分類	メーカー	製品名	デザイン	素材	度数範囲	円柱度数	軸
2週間交換型	クーパービジョン	バイオフィニティ トーリック	プリズムバラスト	シリコーンハイドロゲル	①+5.00～10.00 D ②±0.00～10.00 D	①-0.75 D, -1.25 D, -1.75 D, -2.25 D -2.25 D は(+5.00～7.00 D) ②-0.75 D, -1.25 D, -1.75 D, -2.25 D -2.25 D は(±0.00～7.00 D)	①90°, 180° -1.75 D は軸180°のみ ②10°, 20°, 160°, 170°
	メニコン	2WEEKメニコン プレミオ トーリック	ハイブリッド	シリコーンハイドロゲル	±0.00～10.00 D	-0.75 D, -1.25 D, -1.75 D	90°, 180° -1.75 D は軸180°のみ
	メニコン	2WEEKメニコン Rei トーリック	ダブルスラブオフ	ハイドロゲル	±0.00～10.00 D	-0.75 D	180°
	メニコン	2WEEKメニコン プレミオ遠近両用トーリック	ダブルスラブオフ	シリコーンハイドロゲル	±0.00～10.00 D	-0.75 D, -1.25 D	90°, 180°
	アルコン	エア オプティクス ハイドラグライド乱視用	プリズムバラスト	シリコーンハイドロゲル	+6.00～10.00 D	-0.75 D, -1.25 D, -1.75 D, -2.25 D	20°, 90°, 160°, 180° ※4
	ボシュロム	メダリスト フレッシュフィット コンフォートモイスト 乱視用	プリズムバラスト	シリコーンハイドロゲル	±0.00～9.00 D	-0.75 D, -1.25 D, -1.75 D, -2.25 D	10°, 20°, 80°, 90°, 100°, 160°, 170°, 180°
	ボシュロム	メダリスト66 トーリック	プリズムバラスト	ハイドロゲル	±0.00～9.00 D	-0.75 D, -1.25 D, -1.75 D, -2.25 D	10°, 20°, 80°, 90°, 100°, 170°, 180°
	ジョンソン エンド ジョンソン	アキュビュー オアシス 乱視用	ダブルスラブオフ	シリコーンハイドロゲル	±0.00～9.00 D	-0.75 D, -1.25 D, -1.75 D, -2.25 D ※2	10°, 20°, 60°, 90°, 120°, 170°, 180° ※2
	シード	シード 2weekPure UP 乱視用	プリズムバラスト+上部スラブオフ	ハイドロゲル	±0.00～10.00 D	-0.75 D, -1.25 D, -1.75 D	90°, 180° -1.75 D は軸180°のみ
	シード	シード 2week Fine UV plus TORIC	ダブルスラブオフ	ハイドロゲル	±0.00～9.00 D	-0.75 D, -1.25 D, -1.75 D	90°, 180° ※5
定期交換型	メニコン	マンスウエア トーリック	ハイブリッド	ハイドロゲル	±0.00～10.00 D	-0.75 D, -1.25 D, -1.75 D	90°, 180°
	メニコン	メルスミー トーリック	ハイブリッド	シリコーンハイドロゲル	±0.00～10.00 D	-0.75 D, -1.25 D, -1.75 D	90°, 180° -1.75 D は軸180°のみ
従来型	メニコン	メニコンソフト72 トーリック	プリズムバラスト	ハイドロゲル	-1.00～-8.00 D	-0.75～-2.75 D	10～180°(10°間隔)
	シード	ユーソフト	プリズムバラスト	ハイドロゲル	+30.00～30.00 D	-0.25～-6.00 D	5～180°(5°間隔)

※1 C-2.25 D：Ax90°は±0.00～-6.00 D, Ax20° と Ax160°は異なる
※2 球面度数により円柱度数の規格範囲は異なる
※3 +0.25～+2.00 D は Ax90° と Ax180°のみ
※4 +0.25～+6.00 D は Ax90° と Ax180°のみ
※5 C-0.75 D：Ax90°は±0.00～-6.00 D

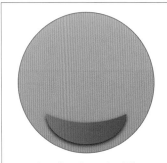 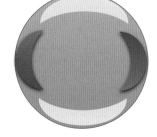 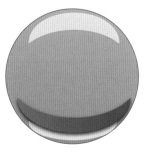

a. プリズムバラストデザイン　b. ダブルスラブオフデザイン　c. ハイブリッドデザイン

図 1. トーリック SCL のデザイン（イメージ）
a：下方部分に厚みがある.
b：左右部分が厚く，上下部分が薄い.
c：左右部分もしくは左右部分から下方にかけて厚く，上下部分が薄い.
　プリズムバラストとダブルスラブオフ両方の特徴を併せ持つデザイン設計

表 2. トーリック SCL デザインの適応選択参考例

	プリズムバラスト	ダブルスラブオフ
直乱視	○	△
倒乱視	△	○
斜乱視	○	△
瞼裂幅が狭い	△	○
つり目や垂れ目	○	△
装用感重視	△	○
強いドライアイ	△	○
閉瞼不全	△	○
眼瞼下垂	○	△
眼球突出	○	△

○：適応　△：比較的適応

し出されるスイカの種理論で安定させている．スイカの種理論とは，スイカの種を指で摘まんで力を加えると，種の厚みのあるほうが前方へ押し出されることである．そのため，瞬目をするたびに，円柱軸が安定することになる．ダブルスラブオフデザインは，レンズの上下方向が薄く，左右方向が厚い構造になっている．レンズの薄い上下部分を上下眼瞼と眼球で挟み込み，円柱軸を安定させている．最近では，ハイブリッドデザインと呼ばれるプリズムバラストとダブルスラブオフの両方の構造を併せ持つデザインや，ダブルスラブオフの薄い構造を上方のみに取り入れているプリズムバラストデザインなどもある（図1）.

　直乱視では，上下方向が厚くなるため，下方部が厚いプリズムバラストデザインのほうが，円柱軸が安定しやすく，倒乱視では，左右方向が厚くなるため，左右方向が厚いダブルスラブオフデザインが適していると考えられる．斜乱視では，ダブルスラブオフデザインが有効とされていたが，斜乱視に対応したプリズムバラストデザインのCL も近年発売されたため適していると考える．瞼裂幅が狭い方は，レンズの上下部分が薄く，上下眼瞼でレンズを挟み込み，回転を抑えるダブルスラブオフデザインが円柱軸の安定性が高いと考えられる．

　つり目や垂れ目の場合は，眼瞼圧力の影響から円柱軸が不安定になりやすいので，眼瞼形状の影響を受けにくいプリズムバラストデザインのほうが適していると思われる．

　他にも，強いドライアイや閉瞼不全の場合は，ダブルスラブオフデザイン，眼瞼下垂や眼球突出の場合は，プリズムバラストデザインが向いていると考えられている．

　こうした装用眼の状態や乱視の種類から適したデザインを選択する（表2）が，ファーストトライアルレンズとして選択する際には，円柱軸，円柱度数，球面度数を優先することが望ましい[2]．これは，上記で述べたトーリック SCL 装用眼に適したデザイン以外のデザインを選択しても，最近の製品では，独自の構造デザインも多数あり，フィッティングに問題がないケースもあるためである．

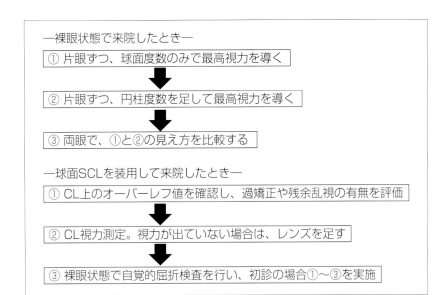

―裸眼状態で来院したとき―

① 片眼ずつ、球面度数のみで最高視力を導く

② 片眼ずつ、円柱度数を足して最高視力を導く

③ 両眼で、①と②の見え方を比較する

―球面SCLを装用して来院したとき―

① CL上のオーバーレフ値を確認し、過矯正や残余乱視の有無を評価

② CL視力測定。視力が出ていない場合は、レンズを足す

③ 裸眼状態で自覚的屈折検査を行い、初診の場合①～③を実施

図 2. 乱視矯正のシミュレーションの手順参考例

乱視用 SCL の有効性

トーリック SCL は，レンズ光学部の前面あるいは後面に，乱視矯正のために円柱トーリック面が設置されており，2 つの経線方向の光を網膜上の一点に収束させることができる．

そのため，視力値が向上し，網膜に鮮明な像が結ばれる．また，乱視矯正を適切に行うことで，読書速度が改善し[3)]，夜間の安全な運転にもつながると報告されている[4)]．

乱視眼に乱視を矯正せず球面 SCL で処方する場合，前焦線と後焦線の間にある最小限錯乱円が網膜上に位置すると，二重に見えるぼやけが最も少なくなる．この球面 SCL の度数は，等価球面度数となるが，正視より網膜には鮮明な像は結んでいない．

CL 処方現場においても，乱視があるにもかかわらず，乱視なしの球面 SCL で処方されている場面によく遭遇する．このとき，乱視による見えにくさを補うため，調節が誘発されている可能性があり，処方された球面 SCL が過矯正になっているケースも少なくない．そうすると，頭痛や肩こり，眼精疲労のような症状を引き起こすこともある．

このような乱視の主な症状である二重に見える，ぼやけるといった以外の症状を改善するため，球面 SCL で矯正できていない全乱視がある場合には，トーリック SCL を処方しなければならない．そのため，CL を装用して来院された方には特に注意して他覚的屈折検査でオーバーレフ値を確認し，残余乱視，過矯正の有無の評価を行う必要性がある．

CL を装用した状態で矯正できずに残っている乱視を残余乱視と呼び，トーリック SCL を装用した状態で円柱軸が不適応であると，これまでなかった乱視や，乱視の状態が変化した新たな乱視も出現する．このような持ち込み乱視も残余乱視に含まれる[5)]．

オーバーレフ値の残余乱視が−1.00 D 以上検出される場合[6)]は，乱視未矯正であることを疑い，裸眼の状態で他覚的屈折検査を実施するべきである．

処方のコツ

1．乱視矯正のシミュレーション

乱視の有無が見え方の違いにつながることを，自覚的屈折検査時に体験（シミュレーション）してから，トーリック SCL の処方にとりかかることが重要である[7)]．装用者が自身の乱視を自覚し，乱視矯正の必要性を理解していただけることで，乱視用 SCL 処方を効率的に行うことができる．

乱視矯正シミュレーションの手順を説明する（図 2）．

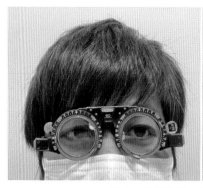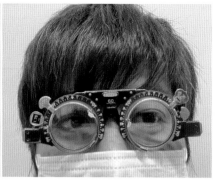

図 3. 乱視矯正のシミュレーション実施　　　　a|b

a：球面度数での見え方
　　RV = (1.0× − 2.00 D)
　　LV = (0.9× − 2.75 D)
b：トーリック SCL の度数での見え方
　　RV = (1.2×S − 1.75 D：C − 0.75 D　Ax180°)
　　LV = (1.2×S − 2.25 D：C − 0.75 D　Ax180°)

装用者が裸眼の状態の場合のときは，まず片眼ずつ球面度数のみで最高視力を導く．次に，片眼ずつ円柱度数を足して最高視力を導く．このとき，球面度数を下げて，円柱度数を足すことに注意する．これは，過矯正になることを予防するためである．そして最後に，両眼で球面度数のみで矯正した見え方と，球面度数・円柱度数で矯正した見え方を比較し，乱視矯正の有効性を実感していただく．もし，このときに乱視矯正の有無で見え方に違いがみられない場合は，最高視力が出た球面度数のみで矯正したレンズの上から，円柱度数レンズを足して，乱視矯正の有効性を実感していただく．

処方例：症例 1

SCL 処方希望で，裸眼で来院

〈裸眼検査〉

裸眼状態のレフ値を測定

R)S − 1.75 D：C − 1.25 D　Ax5°

L)S − 2.50 D：C − 1.50 D　Ax179°

〈自覚的屈折検査〉

球面度数のみで最高視力を導く（等価球面度数）

RV = (1.0× − 2.00 D)

LV = (0.9× − 2.75 D)

乱視度数を足して最高視力を導く

RV = (1.2×S − 1.75 D：C − 0.75 D　Ax180°)

LV = (1.2×S − 2.25 D：C − 0.75 D　Ax180°)

〈見え方の比較・シミュレーションの実施〉

両眼で球面度数のみの見え方とトーリック SCL の度数での見え方を比較する（図 3）．

〈トーリック SCL の処方〉

乱視が矯正された見え方に満足を得られた．

S − 1.75 D：C − 0.75 D　Ax180°

S − 2.25 D：C − 0.75 D　Ax180° の規格のトーリック SCL で処方

　球面 SCL を装用している場合は，まず，他覚的屈折検査にて SCL 装用上のオーバーレフ値を確認し，残余乱視や過矯正の有無を評価する．そして CL 視力を測定し，視力が出にくい（乱視未矯正，過矯正）場合は，円柱度数レンズや球面度数レンズを CL の上から足して視力が出ることを確かめる．このときに残余乱視があれば，球面 SCL 装用上から円柱度数レンズを足して，乱視矯正の有効性を実感していただく．

　自覚的屈折検査時に，乱視用 SCL の度数で体験（シミュレーション）を実施することで，乱視用 SCL 装用後の度数の微調整が最小限になり，処方時間の短縮につながると思われる．

処方例：症例 2

球面 SCL を装用し，眼精疲労と見え方の不調を

訴え来院

〈他覚的屈折検査〉

CL 装用上から測定したオーバーレフ値

R)S＋0.75 D：C－1.75 D　Ax175°

L)S＋1.25 D：C－2.25 D　Ax5°

〈CL 視力検査〉

RV＝0.9×CL　R＜G

LV＝0.8×CL　R＜G

〈裸眼検査〉

裸眼状態のレフ値を測定

R)S－1.25 D：C－2.00 D　Ax177°

L)S－1.50 D：C－2.25 D　Ax180°

裸眼のレフ値を測定することで，乱視未矯正で，球面度数が過矯正である CL を装用していたことがわかり，それが眼精疲労と視力不良の原因であることが考えられる．

あとは，症例 1 と同様に乱視矯正のシミュレーションを実施してトーリック SCL の度数を決定する．

〈度数決定したトーリック SCL の装用と視力検査〉

R)S－1.00 D：C－1.25 D　Ax180°

　RV＝1.2×CL　R＞G

L)S－1.25 D：C－1.75 D　Ax180°

　LV＝1.2×CL　R＞G

3 か月後の定期検査では，眼精疲労の訴えもなく，良好な視力を得ることができた．

2．過矯正処方を防ぐための工夫

自覚的屈折検査時に適切な球面度数を決定しなければ，円柱度数に影響が出る．そこで，他覚的屈折検査時にスポットビジョンスクリーナー（SVS）を活用すれば，球面度数の過矯正を防ぎ，正確な度数を求めることが可能である．SVS は，約 1 m 離れた距離から両眼を開放した状態で測定を行うため調節介入がされにくく，調節麻痺薬を使わず，真の値に近い球面度数を求めることができる．特に，小学生〜中学生の若年層は調節している可能性もあるため，検査の際は SVS を追加で測定し，雲霧法で調節緊張を取り除き，本来の眼の状態で度数決定を行う．また，自覚的屈折検査や CL の視力測定の際，レッドグリーンテストを行い，最小限錯乱が網膜上のどこにあるかを判断し，最高視力の出る最弱度の球面凹レンズを選択する．

〈円柱度数の角膜頂点間距離補正〉

トーリック SCL の円柱度数を選択する際に，自覚的屈折検査時の円柱度数を選択すると，過矯正になる場合がある．そのため，乱視の過矯正を防ぐため，円柱度数を少し弱めにする．自覚的屈折値を強主経線と弱主経線に分けて展開し，それぞれの屈折度数を角膜頂点間距離補正することで，適切な円柱度数を選択できる[8]．

図 4 に例を挙げる．自覚的屈折検査が球面度数－8.50 D，円柱度数－1.75 D，円柱軸 90°を展開すると，球面度数－8.50 D（90°方向），－10.25 D（180°方向）になる．次に，それぞれの方向で，角膜頂点間距離補正を実施する．すると，球面度数－7.75 D（90°方向），－9.00 D（180°方向）になる．最後に，角膜頂点間距離補正した値の差を求める．その差は，－9.00－（－7.75 D）で求められ，円柱度数は－1.25 D，円柱軸 90°となる．

また，角膜頂点間距離補正に関しては，各 CL メーカーが作成している度数換算早見表を活用すると便利である．

3．素材の選択

トーリック SCL の素材は，シリコーンハイドロゲルとハイドロゲルの 2 種類に分類される（表1）．

トーリック SCL は，球面 SCL と比べて，レンズに厚みがある．長時間，酸素透過率（Dk/L）の低い SCL を使用すると，角膜の酸素不足を引き起こし角膜感染症のリスクが上がるため，酸素透過性に優れたシリコーンハイドロゲルを選択することが望ましい[9]．

ただ，シリコーンハイドロゲルは，親油性の性質を兼ね備えており，化粧品などの脂質汚れが付きやすい傾向がある．レンズケアをしっかり行えないと見え方や装用感に影響が出てしまうので注意が必要である．

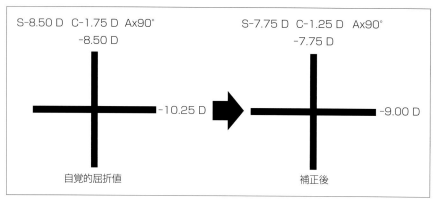

図 4. 円柱度数の角膜頂点間距離補正

4．斜乱視の対応

斜乱視に対応できていないトーリック SCL がある．その場合，最も近い円柱軸でシミュレーションを実施し，視力表で見え方の確認を行う．院内在庫に円柱軸が 90°/180° しかない場合，円柱軸 160°の乱視眼には，円柱軸 160°と 180°の見え方を比較し，見え方に変わりがなければ円柱軸 180°を選択する．円柱軸 180°で満足した見え方が得られないときは，円柱軸 160°の規格のあるトーリック SCL を取り寄せる．円柱軸がずれると，矯正効果が減少する可能性があるため，できるだけ軸の規格が豊富な CL を準備しておく必要がある．

おわりに

トーリック SCL の処方は球面 SCL と比べて難しいイメージが強いが，今回紹介したなかの乱視矯正のシミュレーションを実施することで，装用者は乱視を体感でき，処方時間の短縮，より質の高い処方が可能になると思われる．乱視レンズを足した際に，検査員からも乱視矯正のメリットを説明することで，球面 SCL より高価なトーリック SCL でも購入したいと，処方に意欲的になるケースも多い．病院側から積極的に乱視矯正の価値をお伝えし，処方を行うことで，より快適な患者満足度の高い視機能の提供が可能となる．また，トーリック SCL は各 CL メーカーによって様々なデザインがあることがわかった．ファーストトライアルレンズで視力不良，装用感に違和感がある場合は，乱視眼の状態を考慮し，最適なデザインを選択し再トライすることも重要である．

文　献

1) Morgan PB, Woods CA, Tranoudis IG, et al：International Contact Lens Prescribing in 2021. Contact Lens Spectrum, **37**：32-38, 2022.
2) 塩谷　浩：トーリックソフトコンタクトレンズの処方．眼科診療プラクティス 77 涙液からみたコンタクトレンズ処方(田野保雄，浜野　孝編)．文光堂，pp.74-79，2001.
   Summary トーリック SCL の種類説明や選択基準が掲載されている．
3) Kobashi H, Kamiya K, Shimizu K, et al：Effect of axis orientation on visual performance in astigmatic eyes. J Cataract Refract Surg, **38**(8)：1352-1359, 2012.
4) 山本真也，魚里　博，川守田拓志ほか：乱視の瞳孔依存性　視機能への影響．視覚の科学, **31**(4)：134-139，2010.
5) 糸井素純：コンタクトレンズ装用における残余乱視と持ち込み乱視．あたらしい眼科, **36**(10)：1231-1235，2019.
   Summary 残余乱視や眼精疲労に関して理解できる．
6) 梶田雅義：眼精疲労のブロック＆ケア　眼鏡・コンタクトレンズ処方ハンドブック．三輪書店, pp.129-142，2018.
   Summary 具体的な症例を数多く挙げ，処方手順が説明されている．
7) 大橋裕一，前田直之：コンタクトレンズバトルロワイヤル．メジカルビュー社, pp.182-195, 2007.
8) 塩谷　浩：トーリックソフトコンタクトレンズ処方．MB OCULI，**14**：73-80，2014.
9) 樋口裕彦：トーリックソフトコンタクトレンズによる乱視矯正．あたらしい眼科, **38**(7)：783-790，2021.

MB OCULI. No. 136：19－25, 2024

特集／コンタクトレンズ処方＆ケア update

Contact lens discomfort(CLD)解決のためのソフトコンタクトレンズ

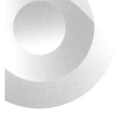

糸川貴之*

Key Words： contact lens discomfort(CLD), 涙液(tear film), コンタクトレンズ(contact lens), 水濡れ性(wet-tability), シリコーンハイドロゲルレンズ(silicone hydrogel lens), ハイドロゲルレンズ(hydrogel lens)

Abstract： Contact lens discomfort(CLD)はコンタクトレンズ(CL)を装用しているときに起きる眼不快感の総称として定義されている．CLを装用すると涙液がCLによって二分され，CL上の涙液が菲薄化し涙液層が不安定になる．その結果，瞬きによるCLと眼瞼結膜および眼球結膜の摩擦により lid wiper epitheliopathy が起き，CLDを自覚する．CLDは素材に起因した要因と眼表面や外的刺激(visual display terminals(VDT)作業，低湿度，風刺激)といった環境に起因した要因がある．水濡れ性の良いCLを選ぶこと，どういった環境で生活しているのかを考慮し対策をとることでCLDは軽減できると考えられる．

はじめに

コンタクトレンズ(CL)は眼鏡を使用せずに屈折矯正できる利点以外に整容目的，治療およびバイオセンサーなど様々な用途でも使用されているため，幅広い年代で装用されている．このようにCLの用途は多岐にわたり，日本国内では1,500～1,800万人がCLを装用している．CL装用者のなかでもソフトコンタクトレンズ(SCL)装用者が感じている共通の自覚症状として，SCLを装用していると夕方にかけて徐々に不快感が増加していくということが挙げられる．このSCL装用時の不快感は2013年に Tear Film & Ocular Surface 協会(TFOS)によって IOVS 誌で特集が組まれ，con-tact lens discomfort(CLD)という言葉で統一された[1]．CLDとは「CLと眼表面との適合性の低下により生じるレンズ装用に関連した視機能異常の有無を問わない一過性あるいは持続する眼の感覚の

異常であり，装用時間の短縮あるいはレンズ装用の中止を余儀なくされ得るもの」と定義されている．すなわち，CLDはSCL装用時に起きる不快感の総称であり，SCLを外すことで，この不快感が軽減するという可逆性の変化のことである．CLDは最初に乾燥感や不快感の出現，そして快適な装用時間の短縮，装用頻度の短縮，最終的にはSCLの装用が困難となり装用中止を余儀なくされるまで悪化するため，対策が必要とされている．最近ではトーリックSCLや多焦点SCLの処方も徐々に増えてきており，様々な年齢および眼表面の状態でSCLは使用され始めている．そのためCLDを管理し，生涯を通じて快適にSCLを装用するための方法について考えてみたい．

CLDの機序と評価

CLDは大きく分けてSCLの素材に起因した要因と環境要因の2つがある．環境要因には年齢，性別，装用歴および1日の装用時間といった患者に起因したもの，visual display terminals(VDT)

* Takashi ITOKAWA，〒143-8541　東京都大田区大森西6-11-1　東邦大学医療センター大森病院眼科

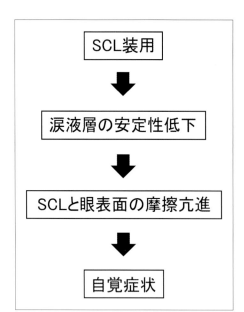

図 1. CLD になるまでの流れ

作業，室温，湿度およびエアコンやマスクの隙間から出てくる風といった外因性の環境，涙液層の安定性や知覚といった内因性の環境因子がある．一方で CL 側の要因としては素材，デザイン，フィッティングおよびレンズケアといった因子がある[1]．これらの因子が影響し合い CLD を感じるが，最も重要な因子として SCL を装用したときの涙液層の安定性がある．涙液量と涙液層の安定性には関連があり，眼表面もしくは SCL の表面の水濡れ性が同じ場合，涙液量に依存して涙液層も安定する．眼表面の涙液の厚みは正常では 3〜10 μm あるが，SCL を装用するとレンズによって涙液は上下に二分され SCL 上の涙液の厚みは 2〜4 μm まで菲薄化してしまい，涙液層の安定性が悪くなる[2]．SCL 装用時の涙液層の安定性が低下すると眼瞼結膜もしくは眼球結膜と SCL の摩擦により lid wiper epitheliopathy（LWE）および上皮障害が起き CLD を感じやすくなる[3]（図 1）．もう 1 つの大事な因子が装用時間である．CLD を感じている装用者はよく「夕方になると乾く」と訴えるが，これは CLD を感じていない装用者に対して CLD を感じている装用者は装用時間とともに SCL 上の涙液量の低下および涙液層の不安定化が起き，この状態が続くことで夕方にかけて不快感を感じやすくなると考えられている[4]．そのた

め，日常の外来で SCL の種類を変更する場合は普段の生活リズムにおいて SCL を変更することで乾燥感を感じるまでの時間が遅延もしくは消失し，CLD が改善するのか確認が必要である．

SCL 装用時の涙液層の安定性の評価は *in vitro* では接触角として SCL 表面の水濡れ性を評価することで可能である．SCL 表面の水濡れ性は含水率よりも素材の表面の処理によって変化することがわかっている．CL 表面に液を滴下し，水滴の角度を測定する sessile drop 法（液滴法）が最もよく用いられている．滴下する液は生理食塩水がよく使われるが，生理食塩水だけでなく人工涙液，ヒアルロン酸配合点眼液および 2-メタクリロイルオキシエチルホスホリルコリン（MPC）配合点眼液といった点眼液を滴下したときの水濡れ性を調べた研究では，水濡れ性は表面張力だけでなく液体の粘度によっても変化することが報告されている[5]．また，SCL の素材の表面が乾燥している状態か濡れている状態かによっても接触角による水濡れ性は異なり，乾燥している状態のほうが素材による違いが明らかになりやすい．

SCL を装用しているときの涙液層の安定性はプラチドリングおよびインターフェロメトリーを用いて非侵襲的涙液層破壊時間（noninvasive break-up time：NIBUT）として測定が可能である．プラチドリングのタイプは機種によっては SCL 表面の乱れを上手く検出できないものもあるが，インターフェロメトリーはほぼ角膜全体を観察でき，NIBUT の他にブレイクアップパターン，定性的な涙液の厚み，および油層の伸展 grade による評価も可能である．また，一般的にプラチドリングで測定したときのほうがインターフェロメトリーで測定したときよりも NIBUT が長くなる傾向がある[6]．別の方法として眼表面の涙液の 3/4 がある涙液メニスカスの評価をすることでも，大まかに SCL 装用時の眼表面の状態を予測することが可能である．一般的に涙液メニスカスの高さや面積で評価されている（図 2）．Chen らは涙液メニスカスの断面積と眼不快感の間には相

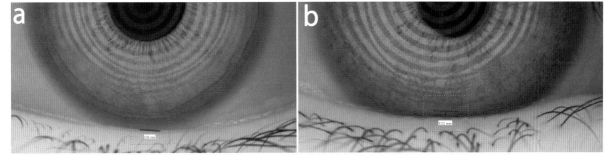

図 2. SCL 装用時の涙液メニスカス高の違い

a：涙液メニスカス高が 0.05 mm と低く乾燥感の visual analog scale（VAS）は
　85（0 が良く，100 が悪い）と乾燥感が強い.

b：涙液メニスカス高が 0.22 mm と高く乾燥感の VAS は 0 と乾燥感が弱い.

関があり，涙液メニスカスの面積が小さく涙液量が少ないと不快感が強くなることを報告している[4].

CLD の判定

日本のドライアイ診断基準では細隙灯顕微鏡を用いたフルオレセイン染色による涙液層破壊時間（BUT）が 5 秒以下であることに加え自覚症状があることとされている．細隙灯顕微鏡は世界中どの施設にも必ずあるが SCL 装用時は BUT を測定できず，様々な機器を用いて NIBUT として測定されている．そのため機器による違いもあることから明確な SCL 装用時の BUT は定義されていない．一方で自覚症状を評価する質問票に関しては裸眼時（ドライアイ）および SCL 装用時（CLD）ともにあり，ドライアイがあるかを評価する質問票として Dry Eye-related Quality of life Score（DEQS）および日本語版 Ocular Surface Disease Index（J-OSDI）がある．DEQS は日本で開発された質問票で，目の症状および日常生活への影響の 2 つ観点から 0〜100 点の合計点で評価され，カットオフ値は 15 点となっている[7].　J-OSDI は海外でドライアイの評価として最もよく使われる質問票の 1 つである OSDI を 2019 年に日本語に翻訳し，妥当性を評価したものである[8].　自覚症状，日常生活への影響および環境因子の 3 つの群で構成されており，13〜23 点は mild，23〜33 点は moderate，33 点以上は severe なドライアイと重症度分類も可能である．

SCL 装用時の質問票では最も簡便に効率良く評価できるものとして Contact Lens Dry Eye Questionnaire-8（CLDEQ-8）があり，様々な言語に翻訳され，英語圏ではない地域でも使用されている．この質問票は 2019 年には日本語版の J-CLDEQ-8 が開発され，現在では日本でも使用が可能である[9].　8 つの質問から構成されており，不快感，乾燥感および見え方に関して頻度と程度，目を閉じたくなるか，CL を外したくなるかについての頻度が問われた質問票である．0〜37 点までの合計点で評価し，点数が大きくなるほど CLD が強いということになる．CLDEQ-8 のカットオフ値は 12 点であるが同様の方法で日本人を対象に検討したところ J-CLDEQ-8 のカットオフ値は 11 点であった．そのため J-CLDEQ-8 では 11 点以上が CLD，10 点以下が正常な装用者となっている．また，変化の指標として 3 点以上のスコアの改善および悪化が 1 つの臨床的に有意な変化とされている．簡便で時間がかからない質問票のため SCL やケア用品を変えたとき，定期的な評価に有用である．

素材からみた SCL の選択

SCL の素材は含水性 SCL（ハイドロゲルレンズ）とシリコーンハイドロゲルレンズがある．ハイドロゲルレンズは 1972 年に登場し，角膜は SCL を通して酸素が供給されるため水分を介して酸素を供給するハイドロゲル素材の場合，含水率を高くする必要があった．安全に日中だけ装用

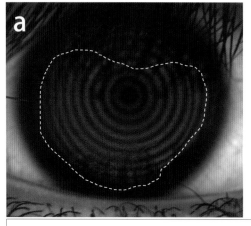

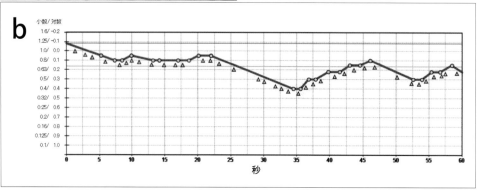

図 3. SCL の汚れと実用視力による視力の変化
a：SCL 表面の半分以上が汚れており，Kerato-graph 5M の lipid layer モードによる汚れ grade は 3 と高い.
b：2 秒間隔で 1 分間，視力を測定し続ける実用視力では瞬きをしても視力は変動し，スタート視力（通常視力：1.2）よりも実用視力（0.685）は低下し，見えにくさを訴えている.

する終日装用を行うのに必要な酸素透過率（Dk/t）は，Holden らは 24.1 以上，Harvitt らは 35.0 以上と報告しており，酸素透過率を上げる開発が行われてきた. しかしながら，ハイドロゲルレンズ素材の場合，仮に含水率 100％の SCL だとしても酸素透過係数（Dk）は 94 程度までしか達せず限界があった. そこで，1999 年にシリコーンハイドロゲル素材の CL が発売された. シリコーンハイドロゲルは素材を介して酸素が供給されるため含水率の影響を受けずに高い酸素透過率を実現できる一方で，発売当初はレンズがハイドロゲルレンズより硬いという問題があった. しかしながら，その後，各社改良が加えられ，現在は柔らかく酸素透過率も高いシリコーンハイドロゲル素材が多く発売されており，この素材が主流となっている.

　頻回交換 SCL を装用していると毎日のケアで落とせない汚れが徐々に蓄積していき，装用感の悪化，視機能の低下を引き起こす（図 3）. ハイドロゲルレンズ素材はタンパク質汚れが付着しやすい一方で，シリコーンハイドロゲルレンズは疎水性の素材のため脂質が多く付着しやすい. ハイド

ロゲルレンズ素材ではグループⅢおよびⅣのイオン性のグループは汚れが付着しやすい. シリコーンハイドロゲルレンズでは表面処理の違いによって脂質汚れの付着のしやすさが異なる. 親水性のあるシリコーンモノマーを使用し，さらにハイドロゲル相で包み込まれた構造の素材である comfilcon A，プラズマ処理をしている asmofilcon A およびメタンプラズマ処理をしている lotrafilcon B レンズは汚れが付きにくいシリコーンハイドロゲルレンズのため，化粧などの脂質汚れが気になる場合に有用である. SCL に付着するタンパク質や脂質成分のなかには一部良い働きをするものがある. グループⅣのハイドロゲルレンズである etafilcon A レンズは素材が負に帯電しているため正に帯電しているリゾチームを多く付着させる. そして etafilcon A レンズでは変性していないリゾチームの付着量が多いほど，不快感や乾燥感が軽減され関連があるとされている[10]. Senofilcon A レンズを用いて CLD の有無による SCL に付着した脂質成分（コレステロールエステル，コレステロール，トリオレイン）の違いを検討した研究

では，CLD のない装用者のほうが脂質成分の付着が多いと報告している[11]．これは脂質が酸化ストレスなどにより分解された結果なのか，脂質の付着量や特定の脂質成分自体が自覚症状に対して良い働きをしているのかは，まだわかっていない．このように涙液成分の付着は悪い要素だけではないが，汚れの蓄積はレンズの白濁など様々な悪い影響を及ぼすため，装用後のケアで汚れをしっかりと除去する必要がある．

また，最近ではシリコーンハイドロゲル素材と相性が良いとされているヒアルロン酸誘導体が含有されているケア用品もあり，このタイプはケアをすることで SCL 表面にヒアルロン酸が付着し涙液層の安定性をよくさせるためケア用品で CLD を軽減させる良い方法の1つである[12]．対策をしても頻回交換 SCL の使用では CLD が軽減されない場合は，1日使い捨て SCL に変えることも汚れの影響および SCL 表面の水濡れ性の低下を最小限に抑えられるため良い方法であると考えられる．

1日使い捨て SCL の場合，装用したときの涙液層の安定性がより重要になってくる．2種類のシリコーンハイドロゲルレンズを用いて装用前の素材の水濡れ性と実際に装用したときの涙液層の安定性を確認したところ，素材として水濡れ性がより良いレンズのほうが実際に装用したときの涙液層の安定性も良いため水濡れ性の良いレンズを選択すると良いことがわかっている[13]．CLD を感じ SCL を変更する場合，ベースカーブ，エッジデザイン，レンズの厚みにも着目する必要がある．エッジデザインは主にナイフエッジ，ラウンドエッジおよびチゼルエッジがあり，ラウンドエッジとチゼルエッジは同じような挙動を示す．SCL のエッジデザインによって眼球結膜の上皮障害スコアが変わるという報告はあるが，どのエッジデザインが良いのかという一定の見解は得られていない．そのため，ナイフエッジかそれ以外のエッジデザインかで分別し，すでに装用し慣れている同じエッジデザインで水濡れ性の良い異なる SCL の種類を試すと，よりスムースな SCL の種類の移行が可能となる．また，レンズが厚いと SCL 表面にのる涙液が薄くなり，装用時の涙液層の安定性が悪くなる傾向があるため薄いレンズを選択したほうが良い．

環境因子からみた SCL の選択

ここまで述べてきたように SCL の種類によってレンズの性能は異なり，SCL を変更することは CLD を軽減させ，快適な日常生活を送る有効な手段となり得る．しかしながら，冒頭で述べたように CLD は様々な要因で起きており，内因性と外因性の環境要因も CLD には影響してくる．内因性の環境要因としてはドライアイの既往，年齢などがあり，ドライアイがある装用者は SCL を装用すると CLD も訴えやすいのでドライアイに対する治療が必要になってくる．また，マイボーム腺機能不全や結膜弛緩症など，加齢による眼表面の変化によっても CLD を感じやすくなるので年齢や様々な眼表面の変化に対する対応も必要となってくる．

外因性の要因としては風刺激，低湿度，VDT 作業がある．風刺激にはハンディのものも含めた扇風機，エアコン，最近ではマスクの上方の隙間から漏れ出る息も風刺激となって眼表面の涙液層の安定性を低下させることが知られている[14]（図4）．我々は delefilcon A と narafilcon A レンズを装用したときに風刺激を与えると，delefilcon A レンズを装用しているときのほうが涙液層の安定性が良いことを報告した．また，Eftimov らは1日使い捨てシリコーンハイドロゲルレンズ（narafilcon A，senofilcon A，stenfilcon および delefilcon A）を使用して日常を想定した負荷（乾燥および濡れている状態）を行いながら16時間，水濡れ性を測定すると素材としての水濡れ性が最も良く，また持続しているのは delefilcon A であったと報告している[15]．これらのことから delefilcon A レンズは日常の様々な環境ストレスに強いレンズであることがわかる．

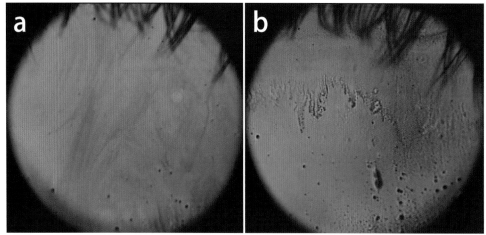

図 4. 風刺激前後の SCL 装用時の涙液層破壊時間
風刺激前の NIBUT は 7.1 秒(a)だが,風刺激後は 2.2 秒まで短縮し
SCL 表面の水濡れ性も低下している(b).

裸眼および SCL 装用時ともに低湿度環境では乾燥感や不快感の悪化,涙液層の不安定化が起きることが知られており,これらの環境刺激は CLD を悪化させる要因の 1 つとなる.Ousler らは常用の SCL と senofilcon A レンズを装用しているときに環境刺激に曝露させ,自覚症状を検討したところ,senofilcon A レンズを装用しているときのほうが CLD が少ないことを報告している[16].

また,現代社会では欠かせない VDT 作業も瞬きの回数の減少,眼精疲労および涙液層の安定性の低下を引き起こすため CLD を悪化させる要因となっている.Ucakhan らは 3 時間以上 VDT 作業をしている SCL 装用者に対して常用している SCL と samfilcon A レンズを装用してもらい,その有用性を検討したところ,約 90%の割合で samfilcon A レンズのほうが快適で見え方の質が良かったと報告している[17].Guillon らは 20%の湿度環境で 3 時間 VDT 作業を行った後の涙液層の安定性を 4 種類の 1 日使い捨てシリコーンハイドロゲルレンズを用いて検討しているが,delefilcon A レンズを装用しているときに最も涙液層が安定していたと報告している[18].このように外因性の環境因子の種類によっても最適な SCL は異なってくるため,生活スタイルも考慮して SCL を選択する必要がある.

おわりに

CLD は放置していると装用が困難となり装用中止を余儀なくされるまで悪化するため,対策が必要とされている.夕方にかけて自覚症状が悪化することが多く,その要因も多様化している.何が原因で CLD を自覚しているのかを考えながら SCL やケア用品を選択することが CLD を軽減させるのに重要であると考えられる.

文　献

1) Nichols KK, Redfern RL, Jacob JT, et al：The TFOS International Workshop on Contact Lens Discomfort：report of the definition and classification subcommittee. Invest Ophthalmol Vis Sci, **54**：TFOS14-19, 2013.
2) Yokoi N, Eftimov P, Georgiev GA：Dynamic Aspects of Pre-Soft Contact Lens Tear Film and Their Relation to Dry Eye：Basic Science and Clinical Relevance. Life(Basel), **13**：859, 2023.
   Summary SCL 装用による涙液環境の変化を包括的にわかりやすく説明している総説.
3) Korb DR, Greiner JV, Herman JP, et al：Lid-wiper epitheliopathy and dry-eye symptoms in contact lens wearers. CLAO J, **28**：211-216, 2002.
4) Chen Q, Wang J, Shen M, et al：Tear menisci and ocular discomfort during daily contact lens wear in symptomatic wearers. Invest Ophthalmol Vis Sci, **52**：2175-2180, 2011.

5）Iwashita H, Itokawa T, Suzuki T, et al：Evaluation of In Vitro Wettability of Soft Contact Lenses Using Tear Supplements. Eye Contact Lens, **47**：244-248, 2021.

6）Itokawa T, Suzuki T, Koh S, et al：Evaluating the Differences Between Fluorescein Tear Break-up Time and Noninvasive Measurement Techniques. Eye Contact Lens, **49**：104-109, 2023.

7）Inomata T, Nakamura M, Iwagami M, et al：Comparing the Japanese Version of the Ocular Surface Disease Index and Dry Eye-Related Quality-of-Life Score for Dry Eye Symptom Assessment. Diagnostics（Basel）, **10**：203, 2020.

8）Inomata A, Inomata T, Nojiri S, et al：Reliability and validity of the Japanese version of the Ocular Surface Disease Index for dry eye disease. BMJ Open, **11**：e033940, 2019.

9）Koh S, Chalmers R, Kabata D, et al：Translation and validation of the 8-item Contact Lens Dry Eye Questionnaire（CLDEQ-8）among Japanese soft contact lens wearers：The J-CLDEQ-8. Cont Lens Anterior Eye, **42**：533-539, 2019.

10）Subbaraman LN, Glasier M, Varikooty J, et al：Protein deposition and clinical symptoms in daily wear of etafilcon lenses. Optom Vis Sci, **89**：1450-1459, 2012.

11）Omali NB, Subbaraman LN, Heynen M, et al：Lipid deposition on contact lenses in symptomatic and asymptomatic contact lens wearers. Cont Lens Anterior Eye, **44**：56-61, 2020.

12）Itokawa T, Yamasaki K, Suzuki T, et al：Advances in Contact Lens Care Solutions：PVP-I Disinfectant and HAD Wetting Agents From Japan. Eye Contact Lens. Eye Contact Lens, Epub 2023.

13）Itokawa T, Suzuki T, Iwashita H, et al：Comparison and Evaluation of Prelens Tear Film Stability by Different Noninvasive in vivo Methods. Clin Ophthalmol, **14**：4459-4468, 2020.

14）Itokawa T, Okajima Y, Iwashiota H, et al：Association between mask-associated dry eye（MADE）and corneal senstations. Sci Rep, **13**：1625, 2023.

15）Eftimov P, Yokoi N, Peev N, et al：Impact of Air Exposure Time on the Water Contact Angles of Daily Disposable Silicone Hydrogels. Int J Mol Sci, **20**：1313, 2019.

16）Ousler 3rd GW, Anderson RT, Osborn KE：The effect of senofilcon A contact lenses compared to habitual contact lenses on ocular discomfort during exposure to a controlled adverse environment. Curr Med Res Opin, **24**：335-341, 2008.

17）Ucakhan O, Tasindi E, Toker E, et al：Clinical Performance of Samfilcon A Contact Lenses in Intensive Digital Device Users：A Multicenter, Prospective Clinical Study. Ophthalmol Ther, **10**：957-972, 2021.

18）Guillon M, Patel T, Patel K, et al：Quantification of contact lens wettability after prolonged visual device use under low humidity conditions. Cont Lens Anterior Eye, **42**：386-391, 2019.

MB OCULI. No. 136 : 26 – 31, 2024

特集／コンタクトレンズ処方＆ケア update

調光ソフトコンタクトレンズ

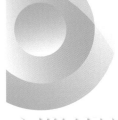

川守田拓志*

Key Words : 調光ソフトコンタクトレンズ(dimmable soft contact lenses)，羞明(photophobia)，グレア (glare)，輝度(luminance)，不快(discomfort)，紫外線(ultra-violet rays)

Abstract : 昨今では光源の高輝度化や LED 化によりまぶしさを感じやすい状況が増えている ため，これらに対処する方法の確立は重要な課題である．調光ソフトコンタクトレンズは紫外 線と短波長光に反応して透過率を変化させ，高輝度な光源に対するまぶしさを軽減させる．ま た，調光ソフトコンタクトレンズに人工太陽光を照射したときの経時変化や調光ソフトコンタ クトレンズを使用することで視機能改善について述べた．そして，日常生活における輝度分布 解析と調光ソフトコンタクトレンズによる輝度低減効果を示している．この技術の発展は，日 常生活で有用な高い視覚の質を得るとともに，将来のスマートコンタクトレンズの発展に期待 を抱かせる．

はじめに

私たちの日常生活環境の明るさに関して，どの 程度照らされているかを示す照度は，夜空の 0.001 lx(ルクス)，夜間の数 lx 下，日射環境にお ける 100,000 lx 以上まで，とても広い明るさの範 囲で生活している．光源がどの程度光を放ってい るかという光度に関しては，太陽を除いても， ヘッドライト光源などでは 1 灯につき 6,400 カン デラ以上であり，かなり強い光源である．また， 光害(ひかりがい)と言って照明や配光が不適切な ために天体観測や生態系への影響，エネルギー問 題などを引き起こすとされ，そのなかの 1 つに過 剰な光がまぶしさを引き起こす問題もある．この まぶしさは医学的には羞明，また幅広い分野でグ レアとも呼ばれる．まぶしさによる不快感が生じ

* Takushi KAWAMORITA，〒252-0373　相模原市 南区北里 1-15-1　北里大学医療衛生学部視覚機能 療法学専攻，准教授

た状態である不快グレア，一時的に視機能が低下 する減能グレア，極度に高い輝度により視覚が一 時的に大きく損なわれる状態である不能グレアが ある．さらに，太陽や街路灯などの光が眼内に入 射してくる直接グレアとディスプレイなどに照明 が反射する反射グレアなど様々なものがある(図1).

まぶしさの原因は，表 1 にあるように眼球光学 系や視覚系によるものから環境によるものまで多 岐にわたる[1]．具体的には，白内障のような散乱 が生じやすい状態から，波長と虹彩の光散乱や網 膜・中枢系の感度差による人種差[2]，グレア錯視 といった光の分布によってもたらされる心理的な もの[3]などがある．その機序も複雑で，網膜，視 覚中枢，疼痛・不快中枢まで複雑に絡み合ってい るとされる[4]．

日常生活環境では，一定の時間まぶしい状況に 遭遇しており，意識すると多くのシーンがあるこ とに気付く(図 2)．不快を起こす光源の輝度ボー ダーライン(boarder line between comfort and

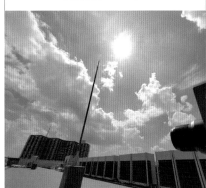
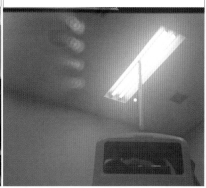

直接グレア　　　　　　　　反射グレア

図 1. グレアの種類

表 1. グレアが生じる原因

視覚系	環境
●屈折率・収差・散乱・瞳孔 ●明暗順応状態・知覚系・中枢系処理 ●人種 ●眼疾患 ●心理	●光源強度・角度・位置・配光分布・種類 ●波長(特に短波長や視感度曲線ピーク) ●時間周波数(点滅)

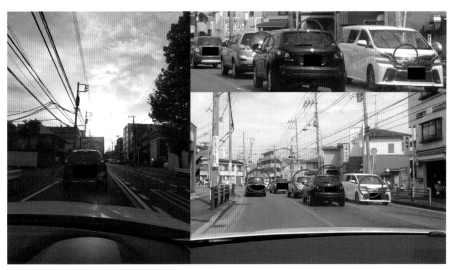

図 2. 日常生活環境においてまぶしさを感じる箇所の例

discomfort：BCD)が存在し，背景輝度との関係が報告されている(図3)[5]．このようなラインを超えると不快なまぶしさを訴えることになることから，遮光や減光するなどして，このラインを下回らせることが重要である．

　環境でなく人体側でできるグレア対策として眼鏡による調光レンズなどが一般的であるが，調光ソフトコンタクトレンズ(contact lenses：CL)の

アキュビュー® オアシス® トランジションズ スマート調光®(Johnson & Johnson 社)も登場し(図4)，その一助となるものと思われる．本稿ではこのレンズについて視機能への寄与と日常生活環境ではどの程度高い輝度となっているか供覧する．

調光 CL のパフォーマンスと視機能への寄与

　調光 CL は，コンタクトレンズ内に調光材が含

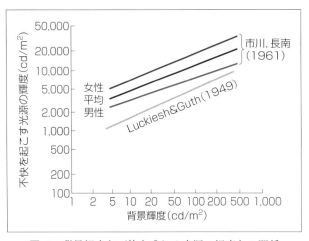

図 3. 背景輝度と不快を感じる光源の輝度との関係
（文献5のデータをもとに作成）

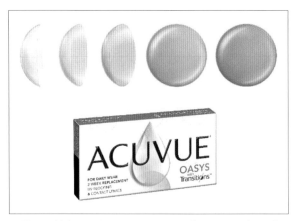

図 4. 調光ソフトコンタクトレンズのアキュビュー®
オアシス® トランジションズ スマート調光®
（Johnson & Johnson 社）

レンズの状態	紫外線B波	紫外線A波	可視光
色が最も薄い状態	99.9%以上カット	98.9%以上カット	最大16%カット
色が最も濃い状態	99.9%以上カット	98.9%以上カット	最大70%カット

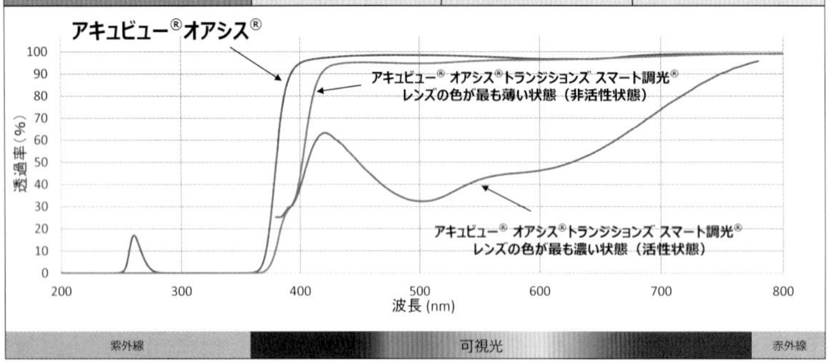

図 5.
アキュビュー® オアシス® トランジ
ションズ スマート調光®（Johnson &
Johnson 社）における波長と透過率の
関係

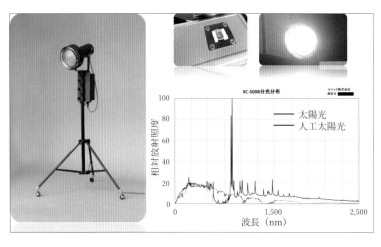

図 6.
人工太陽照明灯 SOLAX 500 W（セ
リック社）による調光CL 透過率測定
実験系のセッティング

まれていて，紫外線と短波長光に反応し，濃度が
変化する．サングラスほどの効果はないが，色が
最も薄い光活性化なしの状態で可視光を最大
16%カットし，色が最も濃い光活性化ありの状態

で最大70%カットする（図5）．紫外線は，A波，
B波ともに約99%カットしている．
　明室の LED 照明かつ人工太陽照明灯（セリッ
ク社）を用意し，CL 付近で3,000 lx にして（図6），

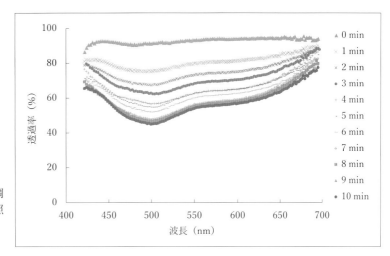

図 7.
人工太陽光照射後における波長と調光 CL の透過率の経時変化(LED 照明＋人工太陽で 3,000 lx 照射)

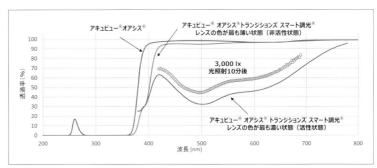

図 8.
人工太陽光照射 10 分後における波長と調光 CL の透過率

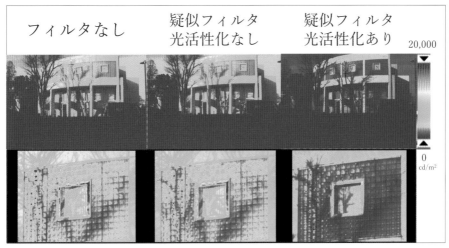

図 9. 調光 CL 光活性化の有無を模擬したフィルタを用いた輝度分布解析
（トプコン社分光放射計による計測）
（フィルタは北里大学 半田知也先生のご厚意による）

透過率を計測すると 1，2 分で 10％程低下し，5 分くらいすれば 50〜60％に到達することがわかる（図 7）．視感度のピーク波長である 555 nm の透過率は約 55％であり，パンフレットの値に近い値となった（図 8）．また，車内から模擬調光フィルタの有無において，まぶしい箇所を二次元分光放射計で計測したところ輝度低減を確認できた（図 9）．

調光 CL の視機能への有用性に関する報告では，Optical bench での研究がある．アキュビュー®オアシス®との比較において，いくつかの報告がある[6)7)]．これらの報告では非活性化状態であっても有意な視機能の向上を示した．このこと

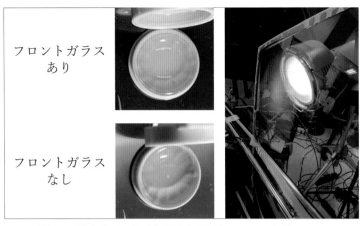

図 10. 調光 CL に人工太陽光を照射し, フロントガラスの
有無における色調変化

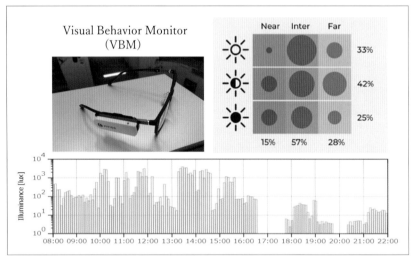

図 11. Visual Behavior Monitor(VBM) Mark Ⅲ(VIVIOR 社)による
1 日の照度センシング結果

は従来言われている短波長光が散乱による視機能への影響と一致し, そのカットの重要性を示した. 下記は既報[6)7)]の概要を示す.

1. Photostress Recovery

フラッシュ光を当てて見え方が回復するまでの時間が光活性化あり, およびなしで各々 43% と 45% 回復時間が早くなった.

2. Discomfort Glare

フラッシュ光を当てると瞼裂が狭くなるが, そのときの瞼裂幅を測定したところ光活性化あり, およびなしで各々 39% と 26%, 目を細める幅が少なくなった.

3. Disability Glare

視野中央にある正弦波コントラスト視標の周囲に光源を置き, 輝度を上げコントラスト視標が見えなくなるまで輝度を上昇させた. 結果, 光活性化あり, およびなしで各々 27% と 17% の差が生じた.

4. 色コントラスト

上記 3 と同様の実験系で中央は緑の視標, 周囲は青の視標としたところ, 光活性化あり, およびなしで各々 32% と 17% の差が生じた.

これらの結果から高輝度な光源付近の対象物に対する視認性が向上することがわかる. また, まぶしさは仕方のないものと捉えられがちだが, その不快さを低減し, まぶしさによる目を細めたり, 手で光を遮ったりする身体反応を減らすこと

が期待される．これは所作改善への有用性を示している．

　病院やクリニックでは安定した視機能結果を得るために照度が500〜1,000 lx とある程度統制されており，屋外では数万〜約100,000 lx と屋内外で差があるために，臨床現場で調光 CL の有用性を伝えることは大きな課題である．

これからのスマート CL

　本稿では調光 CL の可能性について述べたが，従来行われている「日常生活環境におけるグレア対策（例えば照明設計やトンネルにおける配光分布など）」と併用することでグレア対策の選択肢が増えたものと思われる．自動車運転など UV カットガラスがある環境ではその活性化は低くなるが（図10），上述の非活性化における有用性は享受できている可能性が高い．

　これからのスマート CL に求められる機能として，上述したような安定して高い視覚の質が確保されたうえで，どの程度そのレンズが日常生活のなかで，付加価値を上げられるかがポイントと思われる．その1例として，図11のように照度センサーによる明るさのモニタリングであったり，何を見たいかという視的ニーズの把握であったりすることが重要と思われる（これらの情報の活用は医療サイドと患者再度の両方ある）．スマート CL は，調光 CL だけでなく，ドラッグデリバリーの役割を担ったり，生体計測を行ったり，虚像投影

の仕組みがあったりと多岐にわたり，このような技術革新は私たちをわくわくさせてくれる．新しい技術には，慎重な考察と検討を加えつつ，開発者への敬意を払い，大いに発展を期待したい．

文　献

1) Vos JJ：On the cause of disability glare and its dependence on glare angle, age and ocular pigmentation. Clin Exp Optom, **86**：363-370, 2003.
2) Coppens JE, Franssen L, van den Berg TJTP：Wavelength dependence of intraocular straylight. Exp Eye Res, **82**：688-692, 2006.
3) Tamura H, Nakauchi S, Koida K：Robust brightness enhancement across a luminance range of the glare illusion. J Vis, **16**：10-10, 2016.
4) 堀口浩史，仲泊　聡：羞明の科学―遮光眼鏡適合判定のために．視覚の科学，**31**：77-81，2010.
   Summary 　グレアや遮光眼鏡について体系的に学ぶために重要な論文．
5) 入倉　隆：グレア．視覚と照明．裳華房，pp. 92-103，2014.
   Summary 　視覚と照明のかかわりについてわかりやすく学ぶことができる．
6) Hammond BR, Buch J, Hacker L, et al：The effects of light scatter when using a photochromic vs. non-photochromic contact lens. J Optom, **13**：227-234, 2020.
   Summary 　調光 CL の視機能への有用性をしっかりと記したエビデンスのある報告．
7) Renzi-Hammond LM, Buch JR, Hacker L, et al：The Effect of a Photochromic Contact Lens on Visual Function Indoors：A Randomized, Controlled Trial. Optom Vis Sci, **97**：526-530, 2020.

MB OCULI. No. 136：32－36, 2024

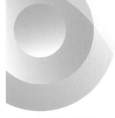

特集／コンタクトレンズ処方＆ケア update

ドラッグデリバリーとしての ソフトコンタクトレンズの利用

柿栖康二*

Key Words： ドラッグデリバリーシステム（drug delivery system），浸漬法（immersion method），分子インプリンティング法（molecular imprinting），ナノ粒子（nanoparticles），イオン法（ion interactions）

Abstract：ドラッグデリバリーシステム（drug delivery system：DDS）とは，「薬物をより有効に，より安全に，より容易な投与形態で用いるためのシステム」と定義される．眼科領域では従来から点眼，懸濁液，眼軟膏などの投与方法が行われてきたが，その低い生物学的利用能や投与の煩雑さ，投与後の霧視などの欠点があった．そのため，これら欠点を克服するべく，ソフトコンタクトレンズ（soft contact lens：SCL）による DDS が注目されている．近年，分子インプリンティング法やナノ粒子を用いた技術などを SCL に応用させた研究が多く行われているが，主に SCL からの薬物放出を制御することが困難であり，臨床現場で使用されてはいなかった．しかし，2021 年にイオン結合の技術を応用した抗アレルギー薬であるケトチフェンを配合した SCL が世界で初めて承認を得た．今後，様々な疾患に対して使用可能な薬剤含有レンズが臨床現場で活躍することで，点眼の持つ欠点を補い，患者の負担が軽減されることが期待される．

はじめに

眼科領域における薬物の投与方法は，安全性や利便性から点眼投与が基本であり全体の 90％以上を占めている．しかし，点眼した薬物は瞬目や涙液により希釈され速やかに涙道に排泄されてしまい角膜接触時間はわずか 2〜5 分と短い．眼内への薬物移行は角膜のバリア機能により制限され，1〜7％しか浸透しない．また結膜や鼻粘膜から血行性に吸収されることによる全身副作用の危険性がある．さらに点眼薬の種類や使用回数の増加に伴い，患者の点眼コンプライアンスを低下させるという欠点もある．例えば，緑内障のような慢性疾患を持つ患者の場合は毎日の点眼が必要であり，また角膜潰瘍などの重症感染症の患者では，

有効濃度を維持するために 1 時間ごとの頻回点眼を必要とすることもある．そのため，患者の点眼に対する負担はかなり大きくなっている．しかし，眼表面の薬物濃度を高めるために，点眼液中の薬物濃度を高めてしまうと薬剤毒性による副作用の悪化の危険性があるため，眼表面での薬物滞留性の向上を目的とした工夫が必要となる．例えば，粘稠性のある眼軟膏や懸濁液は角膜の接触時間を延長させる投与方法であるが，使用直後に生じる霧視などの欠点がある．

これら投与方法の持つ欠点を克服するため，従来の投与方法とは異なる新しいドラッグデリバリーシステム（DDS）の研究が多く報告されている．例えば，眼圧下降薬やステロイド薬を充填した涙点プラグや，眼圧下降薬を充填したインプラントなどが開発されている[1]．とりわけ，近年では薬物の徐放能力や角膜滞留時間の延長，少ない

* Koji KAKISU，〒143-8541 東京都大田区大森西6-11-1 東邦大学医療センター大森病院眼科，助教

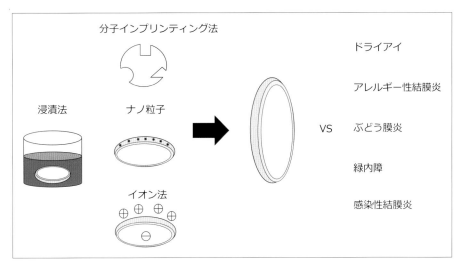

図 1. コンタクトレンズを用いた新規 DDS
様々な技術を応用した DDS

薬剤毒性などの点において，ソフトコンタクトレンズ（SCL）による DDS が注目されている[2]．1960年代から SCL を目的とする薬物のリザーバーとして機能させ，それを装用することで長期間にわたりレンズから薬物を徐放させるという研究が行われてきた．緑内障点眼薬を配合した SCL が開発されれば，緑内障患者にとっては毎日の点眼投与から解放されるため，大きな負担の軽減につながる．また，コンタクトレンズによるバンデージ効果もあるため，角膜上皮欠損や瞬目による摩擦が病態に関与する患者に対して配合した薬物との相乗効果が期待できる．そもそも自身で点眼投与ができず十分な投薬管理が困難な患者に対しては，治療予後を改善する可能性も見えてくる．従来は薬物水溶液に市販のコンタクトレンズを浸漬させて薬物を吸着させる浸漬法という手法が行われていたが，この方法ではほぼすべての薬物をわずか数時間で放出してしまい，徐放期間が短い欠点があった．その後，新素材のレンズ開発や近年の医学や医用工学などの進歩に伴い，分子インプリンティング法（molecular imprinting：MIP）やナノ粒子（nanoparticles），イオン法など様々な技術を応用した研究が報告されている（図 1）．そして本邦では 2021 年 3 月にイオン結合の技術を応用して作製した抗アレルギー薬であるケトチフェンフマル酸塩（ケトチフェン）を含有した 1 日使い捨て

SCL，「ワンデー アキュビュー セラビジョン アレルケア（ジョンソン・エンド・ジョンソン社）」が世界で初めて発売された．本稿では，コンタクトレンズによる代表的な DDS について，アレルケアも含めて紹介する．

ソフトコンタクトレンズ（SCL）による ドラッグデリバリーシステム（DDS）

1．浸漬法

薬物水溶液に SCL を浸漬させることでレンズに薬物を吸着させる最も簡便な作製方法である．レンズの素材，含水率や薬物の分子量などの違いにより薬物の吸着量や徐放期間は異なるが，ほとんどのレンズは装用開始後 1〜2 時間で，全体の約 90％の薬物が放出されてしまうため，徐放期間が短いという欠点が指摘されている[3]．さらに装用開始直後は高濃度の薬物が放出されてしまうため薬剤毒性の危険性もある．Soluri らは浸漬法にて 14 種類の市販の SCL にそれぞれケトチフェンを吸着させたが，含水率や素材の違いにかかわらず最初の 1〜2 時間でほぼすべてのケトチフェンを放出してしまったことを報告した[4]．

2．分子インプリンティング法（MIP）

目的とする薬物分子の存在下で高分子合成反応を行い，合成した高分子材料から薬物を洗い出すことで，高分子材料中にその薬物に対して相補的

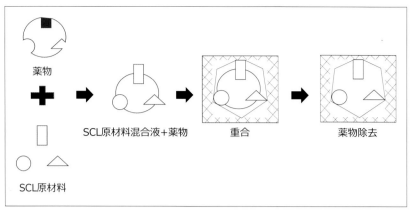

図 2. MIP

SCL の原料と，目的とする薬物の複合体を形成させてから重合を行う．
得られた高分子材料から薬物を洗浄，除去すると薬物に対して相補的
な結合空間を作り出すことが可能となる．

な結合空間を作り出す方法である（図2）[5]．MIPで
作製された SCL を薬物水溶液に浸漬させると，
MIP により構築された結合空間の存在により，既
存の方法で作製された SCL と比べ，強い吸着力で
より多くの薬物分子が選択的に吸着される[6]．
Tieppo らは，この手法で作製した SCL にケトチ
フェンを吸着させると，装用開始後約12時間まで
は放出が認められ，浸漬法や点眼と比較してそれ
ぞれ 4 倍，50 倍の徐放期間を得ることができたこ
とを報告した[7]．

3．ナノ粒子（nanoparticles）

ナノメーター（10^{-9}m）スケールの物質を扱い，
ナノ粒子を薬物のキャリアとする．薬物を封入し
たナノ粒子表面の性質を修飾することで，効率良
く目標組織へ薬物を送達する技術である．例え
ば，がん治療において従来の抗がん剤では血流に
沿って全身の組織に運ばれるため，正常な組織に
まで作用してしまい強い副作用が生じてしまう．
そこで，リポソームなどのナノ粒子に抗がん剤を
封入したナノキャリアの表面を修飾することで，
腫瘍組織に狙いを定めて薬物を送達する技術が開
発されており，薬物の効果を最大限に引き出し，
副作用を最小限に抑えることが可能となる．眼科
領域においても，ナノキャリアを取り込んだ SCL
を作製することにより，角膜透過性や粘膜・角膜
への接着性を高めて薬物の眼表面の滞留時間を延
長させる研究が行われている[8]．Gulsen らは，リ

ドカインを封入したナノキャリアを取り込んだ
SCL は，装用開始後 2～3 時間で全体の 50% が放
出されたが，その後は緩やかな徐放が認められ，
7～8 日間徐放可能であったことを報告した[9]．

4．イオン法

点眼薬はほとんどが生理的環境下で電荷を帯び
ているため，薬物と反対の電荷を持つイオン性レ
ンズをイオン性薬物溶解液に浸漬させると，イオ
ン結合により薬物とレンズが電気的に引き合い，
薬物を強固に吸着し薬物の徐放期間を延長させる
ことが可能である[10]．筆者らはマイナスの電荷を
持つレンズを，プラスの電荷を持つ抗菌薬点眼液
（0.5%モキシフロキサシン）に浸漬させて，イオ
ン結合により薬物を吸着させた．この SCL を家兎
に装用させ角膜内濃度を測定したところ，装用開
始後 2 時間で最高濃度に達したため，装用直後に
よる高濃度の薬物放出の挙動は浸漬法と同様で
あったが，装用後72時間まで薬物放出を認めた[11]．

5．ワンデー アキュビュー セラビジョン ア
レルケア（ジョンソン・エンド・ジョンソン
社）

「ワンデー アキュビュー」と同じ素材（etafilcon
A）を使用しており，レンズ 1 枚あたり 0.019 mg
のケトチフェンを含有する SCL である．度数は
$-0.50 \sim -6.00$ D（0.25 ステップ），$-6.50 \sim$
-12.00 D（0.50 ステップ）まで認め，使用方法は
終日使用で，1日交換する 1 day SCL である（図3）．

使用目的は，「視力補正及びアレルギー性結膜炎
を有する患者におけるコンタクトレンズ装用時の
眼のアレルギー症状の緩和」であり，アレルギー
性結膜炎を治療するものではない．そのため，コ
ンタクトレンズ装用者で視力補正が必要な患者の
うち，①アレルギー性結膜炎による眼のかゆみな
どを起こしたことがある患者，②アレルギー性結
膜炎の症状により，コンタクトレンズ装用ができ
なくなったことがある患者，が適応となる．ただ
し，レンズ装用時にケトチフェンによる抗コリン
作用で散瞳を認めた報告もあり，浅前房の患者に
処方する際には注意が必要である．フィッティング
評価は，通常の SCL と同様に行うが，レンズ装用
直後は過剰に分泌された涙液のため正確なフィッ
ティング評価ができないおそれがある．そのため装
用後15〜20分経過し，涙液が安定してからフィッ
ティング評価を行う．この製品はイオン法を利用し
て作製した SCL であり，マイナスの電荷を持つレ
ンズに，プラスの電荷を持つケトチフェンが取り
込まれている．装用後は，ケトチフェンがレンズ
から涙液層に拡散され，数時間にわたりレンズか
ら放出されることでアレルギー症状を緩和させる
ことが可能となる．

　海外における臨床試験成績を表1に示す．眼ア
レルギーを持つコンタクトレンズ装用者124例
（248眼）を対象として，本品の結膜抗原誘発
（CAC）モデルを用いた無作為二重盲検プラセボ
比較臨床試験を実施した．評価項目は，0（かゆみ
なし）〜4.0（眼を擦りたくなる欲求を押さえられ
ない日常生活に支障をきたすかゆみ）までで0.5
刻みの9段階評価である眼搔痒感スコアが設定さ
れた．本品を15分間および12時間装用後それぞ
れにおける抗原誘発後3, 5, 7分の眼搔痒感スコ
アの平均は，プラセボ群と比較して統計学的に低
かった（p＜0.001）．また，抗原誘発後の視力検査
では有害事象と定義される視力低下を生じた症例
はなかった．

　次に長期安全性試験の結果について述べる．健
康な被験者250例（本品群：168例，プラセボ群：

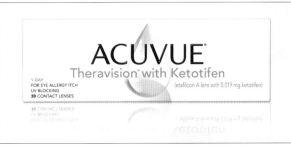

図 3. ワンデー アキュビュー セラビジョン アレルケア
（ジョンソン・エンド・ジョンソン社）

表 1. 結膜抗原誘発（CAC）試験

0〜4.0の0.5刻みの9段階の評価スコアを用い，被験者の自己
申告に基づき評価した（1.0以上の低減を，臨床的な有意差と
定義した）．
2標本 t 検定により得られた0.05未満の p 値を統計的な有意
差と定義した．

	評価時点	眼搔痒感における臨床的な有意差	眼搔痒感における統計的な有意差
12時間装用後	CAC 前	なし	なし
	3分後	あり	あり
	5分後	あり	あり
	7分後	あり	あり
15分間装用後	CAC 前	なし	なし
	3分後	あり	あり
	5分後	あり	あり
	7分後	あり	あり

82例，両眼に装用）を対象に，安全性評価のため
の無作為二重盲検プラセボ比較臨床試験を実施し
た．試験期間（12週間）を通じて，本品群およびプ
ラセボ群ともにほとんどの被験者において補正視
力のベースラインからの変動はみられなかった．
また，両群間で補正視力に有意差は認められな
かった．本品の最も多かった有害事象は，装着部
刺激感（12例/168例，7.1%）であり，すべて装用
開始日に発現し，そのうち11例は発現同日に消失
し，装用2日目以降の発現はなかった．また，前
述の抗コリン作用による散瞳は1例（0.6%）のみ
であった[12]．

最後に

　アレルケアが世界で初めて薬剤配合レンズとし
て上市されたことを契機として，新たな薬剤配合

レンズが上市されることが予想される．アレルケアは，アレルギー性結膜炎患者を対象とした1 day SCL であるため，適応はアレルギー性結膜炎症状を有しており，SCL が自己管理できる患者に限られる．今日まで感染性角膜炎，角膜上皮障害，ドライアイ，緑内障，ぶどう膜炎などの多岐にわたる疾患を対象とした SCL による DDS が研究されている．将来，毎日の点眼が必要な緑内障患者や，1時間ごとの頻回点眼が必要な重症の角膜潰瘍に対しても適応となりうる，連続装用が可能で，かつ長期間の薬物徐放効果のある薬剤配合レンズが上市されることが期待される．

文 献

1) 池田華子：緑内障治療の将来—ドラッグデリバリーシステム．あたらしい眼科，**37**(10)：1237-1243，2020.
2) Zhao L, Du Y, Ren C, et al：Therapeutic of contact lens-based drug delivery systems in ophthalmic disease. Drug Dliv, **30**(1)：2219419, 2023.
   Summary コンタクトレンズを用いた最新の DDS をまとめた文献．
3) Waltman SR, Kaufman HE：Use of hydrophilic contact lenses to increase ocular penetration of topical drugs. Invest Ophthalmol, **9**：250-255, 1970.
4) Soluri A, Hui A, Jones L：Delivery of ketotifen fumarate by commercial contact lens materials. Optom Vis Sci, **89**：1140-1149, 2012.
5) 砂山博文：続・生物工学基礎講座　バイオよもやま話　抗体と交替？　分子インプリント材料. 生物工学，**100**(7)：375-379，2022.
6) Hiratani H, Lorenzo CA：Timolol uptake and release by imprinted soft contact lenses made of N, N-diethylacrylamide and methacrylic acid. J Control Release, **83**：223-230, 2002.
7) Tieppo A, White CJ, Paine AC, et al：Sustained in vivo release from imprinted therapeutic contact lenses. J Control Release, **157**：391-397, 2012.
8) Jung HJ, Chauhan A：Temperature sensitive contact lenses for triggered ophthalmic drug delivery. Biomaterials, **33**(7)：2289-2300, 2012.
9) Gulsen D, Chauhan A：Ophthalmic drug delivery through contact lenses. Invest Ophthalmol Vis Sci, **45**：2342-2347, 2004.
10) Minami T, Ishida W, Kishimoto T, et al：In vitro and in vivo performance of epinastine hydrochloride-releasing contact lens. PLoS One, **14**：e0210362, 2019.
11) Kakisu K, Matsunaga T, Kobayakawa S, et al：Development and efficacy of a drug-Releasing soft contact lens. Invest Ophthalmol Vis Sci, **54**(4)：2551-2561, 2013.
12) Brian P, Paul G, Frank Y, et al：Management of Ocular Allergy Itch With an Antihistamine-Releasing Contact Lens. Cornea, **38**(6)：713-717, 2019.

好評

ファーストステップ！
子どもの視機能をみる
スクリーニングと外来診療

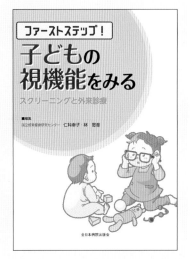

■編集　国立成育医療研究センター　仁科幸子・林　思音

2022 年 10 月発行　B5 判　318 頁
定価 7,480 円（本体 6,800 円＋税）

視機能の異常を早期に発見し、適切に対応するためのファーストステップを、経験豊富な
先生方のコラムでの経験談を交えながら、豊富な図表でわかりやすく解説しています！
眼科医、視能訓練士、小児科医、また、小児の視覚スクリーニングにかかわる看護師、
教育関係者など、子どもにかかわるすべての方にご一読いただきたい 1 冊です。

目　次

全日本病院出版会　〒113-0033 東京都文京区本郷 3-16-4　Tel：03-5689-5989
www.zenniti.com　Fax：03-5689-8030

MB OCULI. No. 136：38-45, 2024

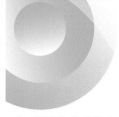

特集／コンタクトレンズ処方＆ケア update

近視抑制のための
コンタクトレンズ処方 update

納田裕子[*1]　山内穂乃羽[*2]

Key Words： 近視進行抑制（reduction of myopia progression），オルソケラトロジー（orthokeratology），多焦点ソフトコンタクトレンズ（multifocal soft contact lenses），眼軸長（axial length），視能訓練士（certified orthoptist：CO）

Abstract：学童の近視進行抑制のために，オルソケラトロジーおよび多焦点ソフトコンタクトレンズを用いた治療が行われており，その抑制効果を評価するための眼軸長管理は必須である．Axial Manager™（TOMEY 社）で示されるトレンド解析グラフは，未治療だった場合に予測される眼軸長伸長と治療下の眼軸長とを比較することが可能で，視覚的に抑制効果を捉えて有効性を評価することができる．近視抑制治療は個々の適応とニーズに応じた最善の方法を選択し，それぞれの要所を押さえたうえでの，より最適な処方を目指したい．

はじめに

　学童の近視進行抑制治療として，コンタクトレンズ（CL）を用いた治療法が近年クリニックレベルにおいても積極的に行われている．有効性および信頼性の高い方法として数多く処方されているオルソケラトロジー（オルソ K）による治療法と，国内で近視抑制レンズとしては未承認であるものの適応度数範囲が広く，その有効性も報告されている多焦点ソフトコンタクトレンズ（多焦点SCL）を用いた治療法とがある．

　近視は主に眼軸長が伸長することで進行するため，眼軸長管理は近視抑制治療において必須である．眼軸長測定機器である光学式眼軸長測定装置 OA-2000（TOMEY 社）で測定した眼軸長を記録し，変化を管理できる『OA-2000 用眼軸長トレンド解析ソフトウェア Axial Manager™』（TOMEY 社）の結果とともに，前半は筆者施設における実症例を挙げ，治療開始前段階からの長期経過をもとに，視能訓練士目線でそれぞれの有効性を検証してみたい．後半はオルソ K および多焦点 SCL 処方時に，基本的手順からワンランク上の処方を目指すためのアドバイスをお届けしたい．

　全体を通して，ご自身の施設に同じような子どもが来院した際，皆様だったらどのように対応するだろうか，一緒に検討しながら読んでいただければと思う．

症　例

症例 1：オルソ K による近視抑制治療
〈初診時年齢 7 歳 6 か月，女児〉
学校検診にて受診
RV＝（1.2×S−0.75 D）
LV＝（1.2×S−0.50 D）　B）眼軸長記録なし
➡学校生活で不自由なく経過観察とした．当時は眼軸長管理をしておらず，検査ルーティンにも入っていなかった．

[*1] Yuko NOUDA，〒664-0851　伊丹市中央 1-5-1　伊丹中央眼科
[*2] Honoha YAMAUCHI，同

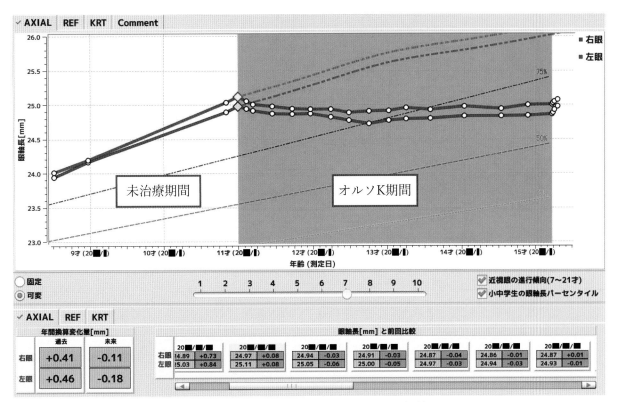

図 1. 症例 1：オルソ K 治療中の眼軸長トレンド解析グラフ

〈8 歳 9 か月〉

RV =（1.2p × S − 2.00 D）　眼軸長 23.94 mm

LV =（1.0 × S − 2.00 D）　眼軸長 24.01 mm

眼鏡処方（初）

RV =（0.7 × S − 0.75 D）

LV =（0.7p × S − 1.00 D）　BV =（0.8p）

➡クリニックにオルソ K が導入される以前は眼鏡処方を第一選択として行っていた．

〈11 歳 0 か月〉

学校検診にて再受診

RV =（1.0 × S − 4.00 D）　眼軸長 24.89 mm

LV =（1.2 × S − 3.75 D）　眼軸長 25.03 mm

➡中等度近視に進行し，眼軸長伸長も認められたため，近視抑制治療の検討を促し，希望時処方とした．

〈11 歳 2 か月〉

オルソ K 処方希望にて受診

RV =（1.0 × S − 4.25 D）　眼軸長 24.97 mm

LV =（1.0 × S − 4.75 D）　眼軸長 25.11 mm

〈メニコンオルソ K® 処方　装用開始〉

R）43.50／− 4.00／10.5

L）43.25／− 4.25／10.5

※オルソ K 適応度数の上限ではあったがトライしてみることに

〈15 歳 6 か月　オルソ K 治療終了 1 か月後〉

RV =（1.2 × S − 4.25 D ＝ C − 0.50 Ax180°）

　　　眼軸長 24.97 mm

LV =（1.2 × S − 4.50 D ＝ C − 0.50 Ax180°）

　　　眼軸長 25.07 mm

➡屈折値においても，オルソ K 治療前と比べ，ほぼ変化なし

症例 1 のトレンドグラフ（図 1）では，近視抑制治療を行わなかった場合の予想眼軸長（右：青点線／左：赤点線）は右肩上がりで，最終データ時点における予想眼軸長は両眼とも 26 mm を over しているが，オルソ K 治療開始後（実線）はほぼ横ばいとなり，眼軸長伸長が十分抑制されていることが一目でわかる．

オルソ K 処方後約 4 年にわたるデータ（表 1）より，眼軸長伸長は認められず明らかに近視進行が抑制された結果であると言える．

表 1. オルソ K 治療中の眼軸長・視力の推移

年齢	11 y 3 m	11 y 4 m	11 y 8 m	11 y 11 m	12 y 2 m	12 y 5 m	12 y 11 m	13 y 2 m	13 y 5 m	13 y 9 m	14 y 3 m	14 y 9 m	15 y 1 m	15 y 5 m
R）眼軸長	24.94	24.91	24.87	24.86	24.87	24.82	24.72	24.77	24.79	24.80	24.83	24.83	24.84	24.86
L）眼軸長	25.05	25.00	24.97	24.94	24.93	24.93	24.90	24.91	24.95	24.92	24.97	24.94	24.99	25.00
R）視力	1.2	1.0	1.2	1.2	1.2	1.2	0.7	1.2	1.2	1.2	1.2	1.2	1.2	1.2
L）視力	1.2	1.2	0.8	1.0	1.2	1.0	0.8	1.0	1.2	1.2	1.2	1.2	1.2	1.2

時系列でデータを書き出して追っていくよりも，トレンドグラフで視覚的に捉えると，より一層その効果が高いことが認識できる．これは，オルソ K 治療に取り組む子ども，保護者にとっても大きなモチベーションとなることは間違いない．

症例 2：多焦点 SCL による近視抑制治療

〈初診時年齢 6 歳 6 か月，男児〉

学校検診にて受診

RV = (1.2×S−1.00 D) 眼軸長 23.36 mm

LV = (1.2×S−0.75 D) 眼軸長 23.17 mm

➡学校生活に不自由していないとのことで経過観察に

〈7 歳 4 か月〉

学校検診にて再受診

RV = (1.2×S−2.75 D)

眼軸長 24.26 mm

LV = (1.2×S−1.75 D = C−0.25 Ax140°)

眼軸長 23.88 mm

➡前回受診からの 10 か月で眼軸長伸長および屈折度数の明らかな進行が認められた．近視抑制治療について説明，検討を促した．

〈7 歳 9 か月〉

RV = (1.2×S−3.00 D) 眼軸長 24.59 mm

LV = (1.2×S−2.25 D) 眼軸長 24.17 mm

➡近視抑制治療を勧め，希望時処方とした．

〈8 歳 3 か月〉

RV = (1.2×S−3.75 D = C−0.50 D Ax20°)

眼軸長 24.80 mm

LV = (1.5×S−2.50 D)

眼軸長 24.22 mm

➡近視抑制治療を開始．希望にて多焦点 SCL 処方

〈SEED 1dayPure™ EDOF Mid 処方 装用開始〉

RV = (1.2×840/−4.00/14.2)

LV = (1.2×840/−2.50/14.2)

症例 2 では EDOF レンズ装用後 2 年間のデータ（表 2）において認められた眼軸長伸長は R）0.07 mm，L）0.27 mm であり，未治療期間である 1 年 9 か月間の眼軸長伸長 R）1.44 mm，L）1.05 mm から比較しても，大幅に抑制できたことが確認され，トレンドグラフ（図 2）では最終データ時点において，未治療時点から予測される予想眼軸長より，R）約 0.8 mm，L）約 0.7 mm 程度抑制された結果が示されており，十分な抑制効果が得られている状態であると思われる．

SEED 1dayPure™ EDOF Mid を用いた近視抑制治療では，親の管理下を離れて日中装用するため，自身での装脱スキルの習得が必要となるが，筆者の経験上では小学校低学年頃からでも，焦らず根気よく装脱練習を行えば，希望するほとんどの子どもが取り扱いを理解しマスターできている．慣れれば 1day タイプでケアが不要，ハイドロゲル素材であるが装用感が良いため，初めてトライする CL として受け入れやすい CL でもある．

症例 3：オルソ K から多焦点 SCL へ移行した近視抑制治療

〈初診時年齢 10 歳 8 か月，女児〉

学校検診にて受診

RV = (1.2×S−1.5 D) 眼軸長 24.30 mm

LV = (1.2×S−1.75 D) 眼軸長 24.32 mm

➡希望にてオルソ K をトライしてみることに

表 2. SEED 1 dayPure™ EDOF Mid 装用中の眼軸長・視力の推移

年齢	8 y 3 m	8 y 6 m	9 y 1 m	9 y 6 m	9 y 9 m	10 y 0 m	10 y 3 m
R) 眼軸長	24.80	24.73	24.73	24.78	24.87	24.89	24.87
L) 眼軸長	24.22	24.27	24.31	24.38	24.45	24.45	24.49
R) CL 視力	1.2	1.5	1.2	1.2	1.2p	1.2p	1.2p
L) CL 視力	1.2	1.2p	1.2	1.2	1.0p	1.2p	1.2p
power 調整				R) −3.75 L) −2.25 へ			

9 y 6 m 時点　屈折値　RV=(1.2×S−3.25 D=C−0.75 D Ax20°)
LV=(1.2×S−2.25 D=C−0.50 D Ax10°)
➡完全矯正値 down のため，CL power も down 調整

〈10 歳 10 か月〉

RV = (1.2×S−2.00 D)　眼軸長 24.45 mm

LV = (1.2×S−2.00 D)　眼軸長 24.44 mm

〈メニコンオルソ K® 処方 装用開始〉

R)43.00/−2.00/10.5

L)43.00/−2.00/10.5

➡アレルギー性結膜炎により点状表層角膜症(SPK)がしばしば認められるようになったため，約 1 年でオルソ K 中止➡多焦点 SCL へ処方変更

〈11 歳 11 か月　オルソ K 中止 2 週間後〉

RV = (1.2×S−1.75 D=C−0.50 D Ax160°)
　　眼軸長 24.34 mm

LV = (1.2×S−2.00 D=C−0.50 D Ax180°)
　　眼軸長 24.40 mm

〈SEED 1dayPure™ EDOF Mid 処方 装用開始〉

RV = (1.0p×840/−2.00/14.2)

LV = (1.0p×840/−2.25/14.2)

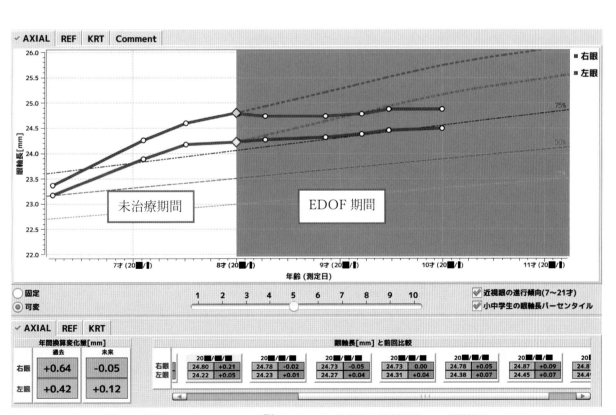

図 2. 症例 2：SEED 1 dayPure™ EDOF Mid 装用中の眼軸長トレンド解析グラフ

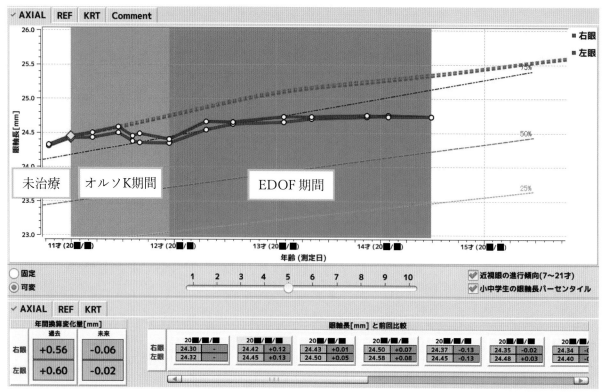

図 3. 症例 3：オルソ K および SEED 1 dayPure™ EDOF Mid 装用中の眼軸長トレンド解析グラフ

表 3. SEED 1 dayPure™ EDOF Mid 装用中の眼軸長・視力の推移

年齢	11 y 11 m	11 y 11 m	12 y 3 m	12 y 6 m	13 y 0 m	13 y 3 m	13 y 9 m	14 y 0 m	14 y 5 m
R) 眼軸長	24.34	—	24.54	24.62	24.65	24.70	24.73	24.75	24.73
L) 眼軸長	24.40	—	24.66	24.65	24.73	24.73	24.75	24.73	24.73
R) CL 視力	1.0p	0.7→1.2	0.9	0.7→1.0	1.2	1.5p	1.0	1.2p	1.2
L) CL 視力	1.0p	0.8→0.9	0.8	0.8p→1.0	1.0p	1.2	1.0	1.2	1.2
power 調整		R) −2.25 L) −2.50 へ		R) −2.75 L) −2.75 へ					

14 y 5 m 時点　屈折値　RV＝(1.2×S−2.50 D＝C−0.50 D Ax170°)
LV＝(1.2×S−2.75 D＝C−0.50 D Ax180°)
➡オルソ K 治療前の屈折値と比べても等価球面値で B) −1.0 D 以内の変化

症例 3 では，EDOF レンズへ変更直後は眼軸長伸長が認められたものの，その後の変化はやや伸長から横ばいとなった．トレンドグラフ(図 3)では，未治療時点から予測される予想眼軸長と比較し，最終データ時点において B)約 0.5〜0.6 mm 程度抑制された結果が示されている．オルソ K から SEED 1dayPure™ EDOF Mid へ変更後の約 2 年半にわたるデータ(表 3)より，眼軸長伸長および屈折値の進行は最小限にとどまり，近視進行が抑制されている状態であると思われる．

オルソ K が度数的に適応外となった場合や，アレルギー疾患で継続が困難となった場合，またオルソ K レンズの装脱・取り扱いが困難でドロップアウトした場合などの受け皿としても，多焦点 SCL を用いた近視抑制治療は十分有効な手段であると言えるのではないだろうか．

オルソ K 処方時の押さえておきたい 3 ポイント

ポイント 1：e 値(離心率)をチェック！

オルソ K 処方時には角膜トポグラフィー(ト

Sim-Ks	44.96@ 91
Sim-Kw	43.79@ 1
CYL	−1.25@ 1
e 値	0.68
Q 値	−0.46
ZAI	0.22

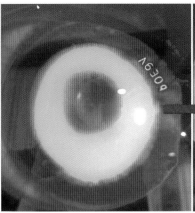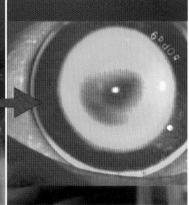

a│b│c

図 4. 症例 4
e 値が大きい(a). ファーストレンズ(b)から, AC フラット 10 にすることで
ベベル幅にも涙液が入っている(c).

Sim-Ks	43.43@ 83
Sim-Kw	41.89@173
CYL	−1.50@173
e 値	0.16
Q 値	−0.03
ZAI	0.10

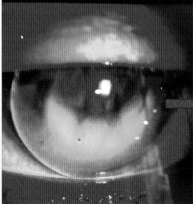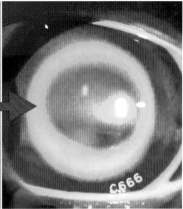

a│b│c

図 5. 症例 5
e 値がかなり小さい(a). 下方に涙液が溜まっているため(b), トーリックレンズへの変更と
AC をスティープ 10 にすることでセンタリングが改善された(c).

ポ)で測定した e 値を確認する. 標準的な角膜形状
(e 値:0.5)を基準とし, 大幅に大きかったり小さ
かったりしていないかを必ず確認する. テストレ
ンズ装用時, アライメントカーブ(AC)のリング
幅, ペリフェラルカーブ(PC)のリング幅を確認
し, 周辺がスティープな角膜形状(e 値<0.5), 周
辺がフラットな角膜形状(0.5<e 値)の場合, メニ
コンオルソ K® では AC の調整を考慮することで
良好なフィッティングが得られる.
　症例 4(図 4)では e 値が大きい. ファーストレン
ズは flat K(FK):44.00, steep K(SK):45.00,
target power(TP):−3.00, レンズ直径(DIA):
10.5 で処方した. しかし, 起床時にレンズがずれ
たり, 張り付いて外しにくいとの訴えがあった.
フィッティングを確認したところ, PC は固着気

味であった. そこで AC をフラット 10 に変更した
ところ, PC のベベル幅にも涙液が入り, センタ
リングも良好となった.
　症例 5(図 5)では e 値がかなり小さい. ファース
トレンズはベースカーブ(BC):42.25, TP:−2.75,
DIA:10.5 で処方した. しかし, レンズが浮いて
いるように感じるとの訴えがあった. フィッティ
ングを確認したところ, レンズの動きが大きく,
レンズが下方に下がりやすいことがわかった. そ
こで, レンズをトーリックタイプへ変更, また
AC をスティープ 10 に変更したところ, レンズの
センタリング, 装用感も改善された.
　ポイント 2:角膜乱視は中央部に限局 or
　　　　　　 limbus to limbus かチェック!
　角膜乱視が−1.00 D 未満の場合, メニコンオル

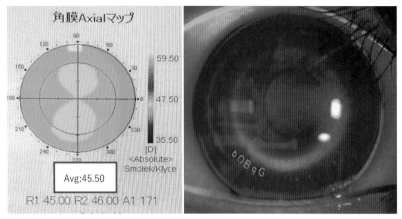

図 6. 症例 6　　　　　　　　　　　　　　　　　　　　　　a｜b
角膜乱視が中央部に限局している(a)ため，
Avg 値での処方が有効(b)

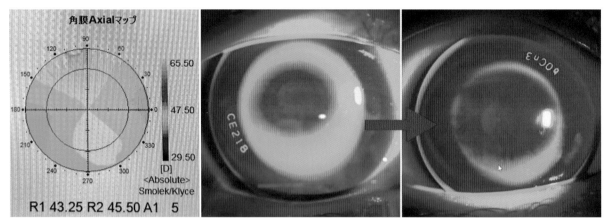

図 7. 症例 7　　　　　　　　　　　　　　　　　　　　a｜b｜c
角膜乱視が limbus to limbus(a)のため，Avg 値(b)からトーリックレンズ(c)に
処方変更し良好なセンタリングが得られた．

ソ K® での BC は FK 値で発注している．しかし，角膜乱視が −1.00 D 以上の場合はトーリックタイプまたはアベレージ値(Avg 値)での処方を考慮するが，その際，角膜乱視のトポパターンを見分けることが重要である．またオートレフケラトメータのケラト値とも比較し，値が相関しているかの判断も必要である．

症例 6(図 6)の角膜トポのように角膜乱視が中央部に限局している場合は，BC を FK 値で選択し装用すると，浮きやすくセンタリングも安定しないため，BC は Avg 値(45.50)を選択することで，良好なフィッティングが得られた．

症例 7(図 7)のように角膜周辺部にも乱視がある場合(limbus to limbus)は，トーリックレンズを発注する必要がある．BC 検討時に Avg 値(44.25)装用下では，AC 下に涙液が溜まり，レンズがやや上方に偏位したため，トーリックレンズ(FK：43.50/SK：45.50)を発注した．トーリックレンズ装用下では垂直方向の偏位が減少し，センタリングも良好となった．

メニコンオルソ K® では角膜乱視が −2.00 D を超えるトーリックレンズの発注はできないため，角膜乱視が大きいケースでは矯正不足になる可能性があるため注意が必要となる．

ポイント 3：角膜径をチェックしサイズを判断！

レンズサイズは角膜縦径を基準とし，トライアルレンズ径を参考にフィッティングをみている

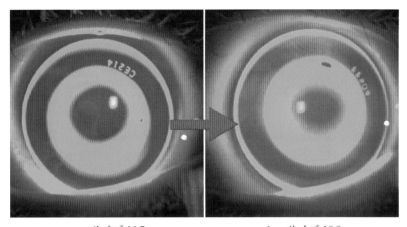

a. サイズ 10.5	b. サイズ 10.8

図 8. 症例 8
サイズを大きくすることで，センタリングが改善された．

が，角膜縦径に対してサイズが大きい場合や小さい場合は，フィッティングにも影響を及ぼす．角膜縦径に対してレンズが大きすぎる場合は，レンズが張り付く原因になるため注意が必要である．瞼裂幅が広い場合は，適切なレンズサイズを選択しないとレンズが下方にずれやすく，良好なセンタリングが得られないため注意が必要である．

　症例 8（図 8）ではトライアルレンズでのフィッティングを参考に，サイズを標準径 10.5 から 10.8 へ変更した．サイズ 10.5 ではレンズが下方に下がり，涙液が下方に貯涙しているが，サイズ 10.8 に変更することで，良好なセンタリングが得られた．

多焦点 SCL 処方のコツ

SEED 1dayPure™ EDOF Mid の場合，同心円状に遠・中・近方の度数が木の年輪のように連続的に繰り返される作りとなっている．また，EDOF Mid の網膜像ピーク位置は -0.25～-0.75 ほど近見側にずれていることが考えられる．そのため，単焦点 SCL 処方時と同じ手順で度数選択を行うと，多焦点 SCL では良好な視力が得られない．処方時には完全矯正値もしくは 1 段階強めの power で処方することで，良好な視力が得られることを考慮し，CL power を選択する必要がある．また単焦点 SCL とは違い，すっきりと視力が出ないこともあるが，ゆっくり時間をかけたり，瞬目を施すことで良好な視力が得られること

が多い．夕方に患者が来院され視力検査を行うと，乾燥や汚れの付着で良好な視力が得られないことも度々ある．その際にはまず新しいレンズを装用し，再度視力検査を行うと視力が向上することもある．新しいレンズ装用下でも視力が向上しない場合や，眼軸長伸長が認められる場合には，度数変更を考慮する．また子どもには調節力が十分あるため，完全矯正を目指して処方を行っても，近見の見づらさを訴えることはほとんどないため心配はいらない（症例 9）．

症例 9：10 歳，女児

RV = 0.08（1.2×S−4.25＝C−0.50 Ax180°）
LV = 0.06（1.5×S−4.50＝C−0.50 Ax180°）
〈SEED 1dayPure™ EDOF Mid 処方〉
RV = （1.2×840／**−4.50**／14.2）
LV = （1.0×840／**−4.50**／14.2）

　➡このように完全矯正値，等価球面値で処方することで良好な視力が得られる．

最後に

　近視抑制治療が近視を有する多くの子どもたちにとって，特別ではなく当たり前の選択肢となるために，より距離感の近い視能訓練士をはじめとするコメディカルが情報提供を行うことは責務であると感じている．まずは知ってもらうことから始まり，近視進行を抑制する方法があるのだと頭の片隅にでも残って，今後の選択肢の 1 つとなっていってほしい．

MB OCULI. No. 136：46－51, 2024

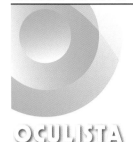

特集／コンタクトレンズ処方＆ケア update

強膜レンズ update

岡島行伸*

Key Words： 強膜レンズ(scleral lens)，不正乱視(irregular astigmatism)，合併症(complication)

Abstract：強膜レンズは本邦では承認のないものの，特に海外ではハードコンタクトレンズ不耐性の不正乱視の視力矯正また重症ドライアイなどの眼表面疾患に有用である．近年，本邦においてもその有用性は報告されており，今後はコンタクトレンズ不耐性の患者への新たな選択肢として普及していくのではないかと思われる．一方で強膜レンズ特有の軽症〜重症の合併症もある．今回はまだ馴染みのない強膜レンズについて歴史から処方例，合併症についてupdate する．

はじめに

本邦においてコンタクトレンズにはソフトコンタクトレンズ(soft contact lens：SCL)，ハードコンタクトレンズ(hard contact lens：HCL)が主流であるが，海外ではこれらに加え強膜レンズ(scleral lens：ScCL)やハイブリッドレンズなどの特殊コンタクトレンズも多く用いられており，近年，その有用性からアメリカでの強膜レンズの割合はコンタクトレンズ全体の約4％程度で，処方割合も増加している．ScCL(図1)は従来のHCLと同じ素材であるものの，強膜で支持し架橋することで角膜に接触せずに異物感がほぼなく装用できる特殊レンズである．SCL，HCL，ScCL の各種レンズとその特徴を表1に示す．

ScCL について

1．ScCL の歴史と適応

ScCL の歴史は古く，1800 年後半にガラスで作成されたレンズを報告，1930 年代に Poly methyl methacrylate(PMMA)素材を用いたレンズが導

* Yukinobu OKAJIMA，〒223-0053 横浜市港北区綱島西 2-1-7-101 綱島アイクリニック，院長

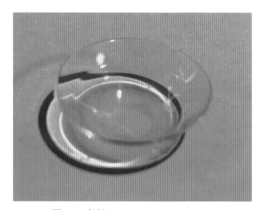

図 1. 直径 16.5 mm のミニ ScCL

入されレンズが完成したが，数時間の装用でも角膜は極度の酸素不足に陥った．その後，1983 年に初めて Ezekiel ら[1]が rigid gas permeable(RGP)レンズを用いた ScCL を生み出した．強膜レンズの特徴として，レンズを生理食塩水で満たし涙液レンズを作成することや，装着方法も専用スポイトで取り外しするなど，これまでのレンズとは異なっている．ScCL は直径が 12.5〜15.0 mm の強角膜レンズ(corneo scleral lens)，15.0〜18.0 mm のミニ強膜レンズ(mini scleral lens)，18.0 mm 以上のフル強膜レンズ(full scleral lens)に分類され

表 1. 各種レンズとその特徴

	レンズ径	レンズ素材	レンズ接地面
ソフトコンタクトレンズ(SCL)	14.2 mm	柔らかい素材 シリコンハイドロゲルなど	結膜
ハードコンタクトレンズ(HCL)	約 10 mm	硬い素材 rigid gas permeable(RGP)	角膜
スクレラルレンズ(ScCL)	12.5〜15.0 mm 強角膜 15.0〜18.0 mm ミニ 18.0〜24.0 mm フル	RGP	強膜(結膜)

表 2. 重症度別円錐角膜眼への眼鏡矯正視力と
ミニ ScCL 矯正視力の比較

A-K 分類	1(n=14)	2(n=8)	3 と 4(n=24) ならびに急性水腫後
眼鏡視力 logMAR	0.07±0.18	0.22±0.16	0.81±0.6
ミニ ScCL 視力 logMAR	−0.03±0.08	0.04±0.15	0.1±0.19

対応のある t 検定:すべての A-K 分類で眼鏡矯正視力とミニ ScCL 矯正視力に有意差を認める($p<0.05$).

る.一般的な ScCL は直径の大きなフル ScCL を指す.近年フル ScCL と変わらない視力矯正効果があるが操作性の良い,直径が一回り小さなミニ ScCL[2]が注目されている.特にアジア人は欧米人に比べて瞼裂が狭いことなどから今後ミニ ScCL が有用ではないかと思われる.

ScCL の適応としては,レンズの特徴であるレンズの接地面が角膜ではなく強膜であるため装用感がよく,強膜は非常に知覚が低いためレンズを支持するのに適しており,HCL 不耐性を示した患者,進行した円錐角膜や屈折矯正術後,全層角膜移植後の患者,極度の強度乱視などの不正乱視の矯正,ならびに ScCL 後面と角膜の間に生理食塩水で満たされるため,スティーブンス・ジョンソン症候群や移植片対宿主病,眼類天疱瘡による重症ドライアイなどの眼表面疾患への眼表面保護作用にも有用とされている.

2.ScCL の有用性

円錐角膜での ScCL の有用性は小島ら[3]がフル ScCL を用いた報告で円錐角膜眼の平均眼鏡矯正 logMAR 視力は 0.79±0.69 で,フル ScCL 装用後は 0.21±0.33 と有意に視力の改善を認め有用であったと報告.一方,荻ら[4]はミニ ScCL を用いた報告で平均眼鏡矯正 logMAR 視力 0.7±0.53 有用であり,ミニ ScCL 装用後では 0.01±0.15 と,小島らと同様に有意に視力の改善を認めたと報告した.同時に HCL とミニ ScCL の平均矯正 logMAR 視力は 0.02±0.16 と 0.02±0.15 であり両者に有意差はなかったと報告している.当院ならびに東邦大学医療センター大森病院での TimeXL ミニ ScCL(メニコン社)の結果では 46 眼で Amsler-Krumeich(A-K)で重症度分類され円錐角膜眼に

おいて,軽症〜重症まですべての重症度で有意な差をもって眼鏡矯正視力とミニ ScCL 矯正視力において改善が認められた(表2).以上より,欧米に限らず本邦においても円錐角膜眼への強膜レンズの有用性は認められると考えられる.

3.ScCL の処方例

ScCL 処方例として,実際に経験した症例を示す.22 歳,男性.19 歳のときに円錐角膜を指摘され両眼クロスリンキング施行するも,21 歳のときに右眼の急性水腫発症,HCL を装用するも異物感が強く装用困難,HCL 不耐性を認めた.また粉塵が多いところで仕事をしているとのことで当院に ScCL 処方目的にて紹介となった.既往歴にアトピー性皮膚炎がある.当院初診時の視力右眼:0.03(0.3×cyl−8.0 D Ax90),左眼:0.06(0.5×cyl−11.0 D Ax150),前眼部所見では右眼の角膜急性水腫後の角膜混濁を認める(図2).角膜形状解析ならびに前眼部 optical coherence tomography(OCT)像では角膜混濁,角膜菲薄化,下方へ突出を認める(図3).同日ミニ ScCL トライアル施行,トライアルレンズは Sag 3,600/接地面角度 36〜42°/Power plane/直径 16.5 mm を用いた.追加矯正後の視力(1.2×トライアル ScCL)と良好であった.スリットランプを用いてフルオレセイ

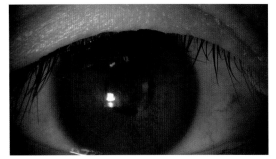

図 2.
前眼部写真では角膜混濁を認める.

ン染色で中心部ならびに輪部クリアランス,強膜接地面部に不均一な圧迫がないこと,結膜血管の途絶のないことを確認した.本人もこれまでにない装用感であったので,本邦未承認の TimeXL ミニ ScCL(メニコン社)を十分なインフォームド・

コンセントのもと処方した.実際に処方されたレンズでの視力は(1.2×ミニ ScCL)で良好であった.涙液クリアランスは急性水腫を起こす重症な円錐角膜眼では,角膜の突出が大きく角膜形状が複雑になり,涙液クリアランスに大小の差を認めることが多く本症例では角膜中央部では 261 μm(図4),上下方向からの前眼部 OCT 像から得られた角膜突出部での最小が 117 μm(図5)であった.その後,合併症なく毎日10時間程度の強膜レンズ装用が可能である.また左眼も強膜レンズの希望があり両眼ともに強膜レンズを処方し経過良好である.

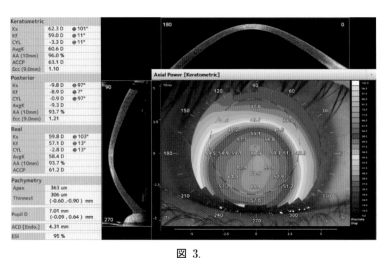

図 3.
角膜形状解析ならびに前眼部 OCT 像では角膜混濁,角膜菲薄化,
下方へ突出を認める.

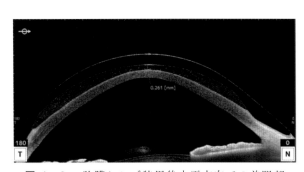

図 4. ミニ強膜レンズ装用後水平方向での前眼部
OCT 像
　角膜中央部での涙液クリアランスは 261 μm

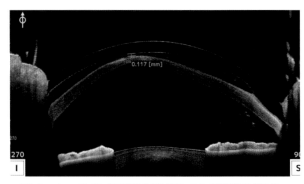

図 5. ミニ ScCL 装用後上下方向での前眼部 OCT 像
角膜下方で一番突出している部位でのクリアランスは
117 μm であった.

4．ScCL の合併症

ScCL の合併症については[5]，ScCL 装用により起こりうる軽症な合併症には機械的ストレス，レンズケア用品の毒性反応などによる球結膜充血，レンズエッジあるいはレンズの接地ゾーン部分の機械的な圧力によって起こる結膜のステイニング，レンズと強膜の固着，レンズ装用時間が長いことやレンズ表面の汚れに対するアレルギー反応または，機械的な刺激による巨大乳頭結膜炎（giant papillary conjunctivitis：GPC），角膜とレンズの間の曇り fogging などがある．一方で重篤な合併症にはアカントアメーバ3例[6]，*Staphylococcus epidermidis* と *Corynebacterium accolens* の細菌性2例[7]などの角膜感染症がある．特に強膜レンズに関連する角膜感染症の患者にはシェーグレン症候群に伴った重症のドライアイ，眼類天疱瘡など既往がある人が多く含まれている．また ScCL では涙液クリアランスを必要とするために空気中の酸素が角膜表面に拡散するため，通常のレンズとは違い，距離ができてしまうために低酸素症が懸念される．実際 in vivo の実験では涙液層の厚さが増すと，角膜への酸素拡散が減少すること[8]や酸素透過性の違う ScCL で角膜厚を測定した結果，酸素透過性が低い素材は高い素材に比べて角膜厚が厚くなったと報告している[9][10]．ま

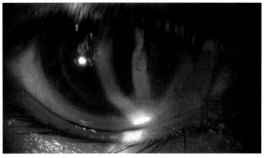

図 6．初診時右眼前眼部写真
角膜移植眼で角膜混濁などは認められない．

た長期間の低酸素症または機械的なストレスの結果，角膜血管新生が生じることがある．これまで本邦では，強膜レンズは限られた施設での処方しかなく合併症の報告はない．今回当院で経験した低酸素症による角膜新生血管ならびに角膜浮腫を伴った症例を経験した．

症例は44歳，男性．19XX 年に円錐角膜を指摘され，約20年前に右眼の全層角膜移植術施行．術後 HCL 使用中であるが HCL のずれ，外れやすさなどがあり強膜レンズ適応にて紹介受診となる．初診時視力右眼：0.04(0.5×−20.0 Dcyl−4.0 D Ax150)(0.6×HCL)，左眼：0.04(0.6×−9.5 Dcyl−1.0 D Ax25)(0.6×HCL)，前眼部写真(図6)では角膜移植眼で角膜混濁などは認められない．角膜形状解析ならびに前眼部 OCT 写真(図7)では角膜形状は全体に突出しているも著明な角膜浮腫は認められない．左眼は円錐角膜を認

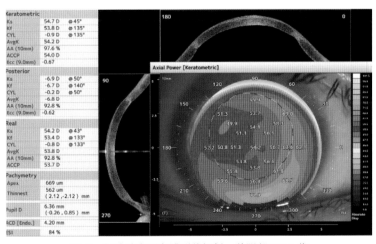

図 7．初診時右眼角膜形状解析，前眼部 OCT 像
全体に突出しているも著明な角膜浮腫は認められない．

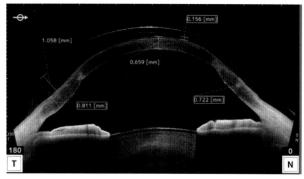

図 8. ミニ ScCL 装用開始後 1 か月の前眼部 OCT 像
頂点の角膜クリアランスは 156 μm と良好であるが，レ
シピエントの角膜である周辺部では周辺部クリアランス
は 1,058 μm であった．

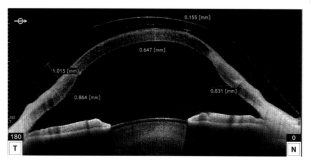

図 10. ミニ ScCL 装用開始後 2 か月の前眼部 OCT 像
前眼部 OCT 像ではレシピエント角膜厚が鼻側では 831
μm と 1 か月前と比べて約 100 μm，耳側では 864 μm と
1 か月前と比べて約 50 μm の角膜浮腫を認めた．中央部
の角膜は 647 μm で増悪は認められなかった．

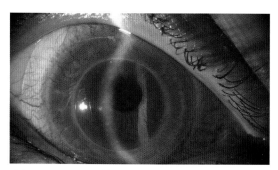

図 9. ミニ ScCL 装用開始後約 2 か月の前眼部写真
著明な結膜充血ならびに全周にレシピエント角
膜への新生血管を認める．炎症はなく，中央部角
膜の透明性は保たれている．

ミニ ScCL 装用開始から約 2 か月後，視力は
(1.0)と良好であるものの，右眼の充血の増強な
らびに全周のレシピエント角膜に新生血管が認め
られた．前眼部に炎症はなく，中央部角膜の透明
性は保たれていた(図9)．前眼部 OCT 像ではレシ
ピエント角膜厚が鼻側では 831 μm と 1 か月前と
比べて約 100 μm，耳側では 864 μm と 1 か月前と
比べて約 50 μm の角膜浮腫を認めた．中央部のド
ナー角膜厚は 647 μm で増悪は認められなかった
(図10)．低酸素症による角膜新生血管ならびに角
膜浮腫が疑われ，一旦強膜レンズを中止としてデ
キサメタゾン点眼にて加療中である．Kumar ら[11]
は ScCL を装用した角膜移植後眼は，短期間のレ
ンズ装用後，健康な眼と比較して角膜浮腫が多い
と報告している．ScCL による低酸素症などの合
併症を起こさないためにも，ScCL 処方において
は，頻回の診察での充血などのスリットランプで
の観察はもちろんのこと，前眼部 OCT を用いた
画像解析での涙液クリアランス，角膜浮腫の有無
を注意深く観察することが重要と思われる．

める．同日にミニ ScCL トライアル施行し追加矯
正にて(1.0)を確認．本人装用感もよく，視力も従
来の HCL よりも良好とのことでミニ ScCL 作成希
望があり，十分なインフォームド・コンセントを
行い TimeXL ミニ ScCL(メニコン社)を処方し
た．処方したレンズは Sag 4,400/BC840/接地面
角度 38〜44°/Power−3.25 Dcyl−0.5 D Ax110/
直径 17.0 mm/レンズ厚 250 μm であった．

ミニ ScCL 装用開始から 1 か月後，視力は(1.0)
と良好であった．結膜充血ならびに圧迫を認めた
ため接地面角度を 36〜42°に変更．角膜頂点の角
膜クリアランスは 156 μm と良好であるが，レ
シピエントの角膜である周辺部では周辺部クリア
ランスは 1,058 μm (図8)であったものの，このまま
接地面角度のみを変更し，その他のレンズパラ
メータは同じで再度レンズを作成した．

文 献

1) Ezekiel D：Gas Permeable Haptic Lenses. J
   BCLA, **6**：158-161, 1983.
2) Fadel D：Modern scleral lenses：Mini versus
   large. Cont Lens Anterior Eye, **40**(4)：200-207,
   2017.
3) 小島隆司，片岡嵩博，磯谷尚輝ほか：円錐角膜に
   対して強膜レンズ Prosthetic replacement of the

ocular surface ecosystem(PROSE)を処方した症例の検討. 日コレ誌, **59**(3):128-132, 2017.

4) 荻 瑳彩, 西田知也, 片岡嵩博ほか:円錐角膜眼に対するミニスクレラルレンズ処方の有効性の検討. あたらしい眼科, **39**(10):1399-1402, 2022.

5) van der Worp E:A Guide to Scleral Lens Fitting. 2010.

6) Sticca MP, Carrijo-Carvalho LC, Silva IMB, et al:Acanthamoeba keratitis in patients wearing scleral contact lenses. Cont Lens Anterior Eye, **41**(3):307-310, 2018.

7) Fernandes M, Sharma S:Polymicrobial and microsporidial keratitis in a patient using Boston scleral contact lens for Sjogren's syndrome and ocular cicatricial pemphigoid. Cont Lens Anterior Eye, **36**(2):95-97, 2013.

8) Michaud L, van der Worp E, Brazeau D, et al:Predicting estimates of oxygen transmissibility for scleral lenses. Cont Lens Anterior Eye, **35**(6):266-271, 2012.

9) Compañ V, Oliveira C, Aguilella-Arzo M, et al:Oxygen diffusion and edema with modern scleral rigid gas permeable contact lenses. Invest Ophthalmol Vis Sci, **55**(10):6421-6429, 2014.

10) Dhallu SK, Huarte ST, Bilkhu PS, et al:Effect of Scleral Lens Oxygen Permeability on Corneal Physiology. Optom Vis Sci, **97**(9):669-675, 2020.
Summary 強膜レンズの素材で酸素透過性の低いものでは高いものに比べて角膜浮腫を起こしやすく, レンズの素材は酸素透過性が高いものが良い.

11) Kumar M, Shetty R, Khamar P, et al:Scleral Lens-Induced Corneal Edema after Penetrating Keratoplasty. Optom Vis Sci, **97**(9):697-702, 2020.

MB OCULI. No. 136：52−56, 2024

特集／コンタクトレンズ処方＆ケア update

過酸化水素ケア剤 update

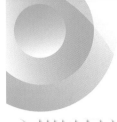

内田　薫[*]

Key Words： 過酸化水素水(hydrogen peroxide)，消毒効果(disinfection efficacy)，洗浄効果(cleaning efficacy)，中和(neutralization)，発泡(bubbling)，防腐剤フリー(preservative free)

Abstract： 頻回交換のソフトコンタクトレンズ(soft contact lens：SCL)やシリコーンハイドロゲルコンタクトレンズ(silicone hydrogel contact lens：SHCL)を適切に装用するためには，適切なレンズケアが必要である．SCL 用消毒剤は国内上市済みの製品数は多く，有効成分は主に 4 種類に分類され，過酸化水素ケア剤，ヨード系ケア剤，多目的用剤(multi-purpose solution：MPS)，プレミアム多目的消毒用剤(multi-purpose disinfecting solution：MPDS)である．本稿では，過酸化水素ケア剤の基本特性，消毒効果ならびに，特に防腐剤フリーで中和に白金ディスクタイプの過酸化水素ケア剤の洗浄効果および臨床評価について既報論文をもとに紹介したい．

はじめに

　過酸化水素は古くから消毒剤として使用されており，ソフトコンタクトレンズ(soft contact lens：SCL)用消毒剤としての米国での導入は1975 年[1]，本邦では 1991 年に承認を得ている[2]．消毒時の作用機序は，過酸化水素が酸化剤として機能するフリーラジカルの生成を通じて殺菌作用を発揮し，微生物の細胞膜や細胞成分を破壊する[1)2]．そのため，ヒトの細胞に対しても過酸化水素の酸化作用が生じるため，過酸化水素の中和(分解)プロセスが必須である．本邦では 4 種類(本稿作成時点)の過酸化水素ケア剤が使用可能で，中和方法は白金ディスク類またはカタラーゼ(錠剤または溶液)のいずれかである．

中和と注意点

　過酸化水素ケア剤は，微生物を消毒するための十分な時間と濃度が必要だが，眼表面を刺激しないようにレンズ装用時には十分に低い濃度まで分解が求められる[1]．中和に白金ディスクを使用したクリアケアの過酸化水素分解速度は，白金ディスクを取り付けたホルダーをクリアケアで充填されたケースに入れた直後から急速な中和が起こり，白金ディスクの使用回数に依存せずに約 40 分以内に中和が完了する[1]．中和後の残留過酸化水素濃度はヒトが自覚する閾値の 100 ppm[3] 以下の5〜60 ppm まで中和され，ヒトの球結膜，角膜上皮に存在するカタラーゼ，スーパーオキシドジスムターゼ，グルタチオンペルオキシダーゼにより，残留過酸化水素は分解される[3]．過酸化水素ケア剤の中和に白金が使用される場合，白金と過酸化水素との接触により中和開始直後から発泡が目視できることと，白金はケースの蓋と一体のため白金が外れていない限り，白金の入れ忘れの可

* Kaoru UCHIDA，〒105-6333　東京都港区虎ノ門1-23-1 虎ノ門ヒルズ森タワー　日本アルコン株式会社メディカル本部ビジョンケアグループ，グループマネージャー

能性は最小化される．ケースの蓋には中和時の発泡を逃がすための穴が空いているため，消毒用ケースの蓋の穴をふさがない，ケースを横にしない点に留意する．防腐剤フリーの場合は，中和後の液に24時間以上レンズを保存した場合，ケース内で微生物の再繁殖の可能性を考慮し，装用前に再度消毒および中和を行う必要がある[1]．

中和がカタラーゼ錠剤または溶液の場合，過酸化水素に浸漬中のレンズは確実な消毒が期待でき，カタラーゼ錠剤は徐放コーティングが施されており，ワンステップで簡便な消毒方法である．カタラーゼ錠剤には添加物として着色剤が含まれるため，溶解時にピンク色に着色して中和が目視できるが，カタラーゼ中和液の場合は着色していないため，注意が必要である[4]．

過酸化水素ケア剤の中和方法によらない共通の注意点は，レンズのすすぎ液と間違えて取り扱う場合や中和忘れである[1)4]．過酸化水素ケア剤に浸漬したレンズを中和せずに装用すると角膜障害の発生の可能性がある[4]．その場合，レンズ装用者の眼刺激症状は強く，角膜の障害は浮腫，点状表層角膜症が軽度に認められ，結膜の一部は上皮びらんを認める可能性がある[4]．障害の程度は，界面活性剤や塩化ベンザルコニウムによる障害に比較すると小さい[4]．過酸化水素ケア剤が白金ディスクにより完全に中和された場合，細胞毒性やアレルギー反応は発生しないと考えられる[5]．

消毒効果

SCL 用消毒剤の消毒効果については，有効成分の種類に限らず，眼科領域で問題となるような細菌，真菌およびアメーバに対する評価が求められており，細菌および真菌に対する試験は，ISO14729：2001 で示される5菌種（緑膿菌：*P. aeruginosa*，黄色ブドウ球菌：*S. aureus*，セラチア菌：*S. marcescens*，カンジダ菌：*C. albicans*，フザリウム菌：*F. solani*）に対する消毒効果が求められる[1]．既報論文では，白金ディスクタイプおよびカタラーゼにより中和する過酸化水素ケア剤の ISO14729：2001 基準の殺菌作用（細胞株と真菌株に対して99.9％と90％の殺菌作用）が示されている[1]．抗微生物効果は，過酸化水素分子の酸化反応を通じて微生物を不安定化させ，ヒドロキシフリーラジカルにより細胞膜脂質や細胞構成要素に作用する[1]．過酸化水素ケア剤の白金ディスクタイプおよび中和剤タイプの細菌および真菌の浮遊性細菌に対して，すべての菌株に対して有効性の基準を満たした[1]．バイオフィルムは宿主の防御や殺菌剤に対する抵抗性は高い傾向があるため，バイオフィルムに対する消毒効果は重要であり，過酸化水素ケア剤の *P. aeruginosa*，*S. marcescens* および *S. aureus* のバイオフィルムに対する消毒効果が認められている[1]．アメーバに関しては，*Acanthamoeba* 角膜炎がきわめて難治で長期間の加療を要し，治療目的あるいは視力回復を目的とした角膜移植が必要となることが多い重篤コンタクトレンズ（CL）関連角膜感染症として報告されている[6]．したがって，*Acanthamoeba* に対する消毒評価も重要である．*Acanthamoeba* に対する消毒効果について，ISO14729：2001 またはその他ガイドラインを含めて評価基準は示されていないものの，過酸化水素ケア剤について少なくとも14報ある[1)7)8]．*Acanthamoeba* の栄養体に対して消毒効果は認められているが，シストに対しては株種類や評価方法に応じて消毒効果が異なるため[1)7)8]，結果解釈に十分な注意を要する．

洗浄効果

過酸化水素ケア剤同士の洗浄効果に関する比較論文は，現時点でない．一方，過酸化水素ケア剤（クリアケア）のタンパク質[9]に対する洗浄効果は，多目的用剤（multi-purpose solution：MPS）およびヨード系ケア剤との比較が，非極性脂質[10]，大気浮遊物の黄砂[11]，花粉[12]に対しては MPS との比較結果が報告されている．タンパク質の洗浄については，適切なレンズケアを怠った場合，レンズ表面に付着したタンパク質による乳頭増殖などのアレルギー症状の発症や，眼不快感や見にくさ

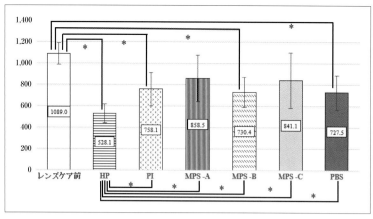

図 1. レンズケア前の etafilcon A に付着したタンパク質量および 5 種類の
SCL 用消毒剤および PBS でのレンズケア後の etafilcon A に付着した
タンパク質量の比較
各群 N＝6，平均値±標準偏差［μg／レンズ］，*p＜0.05 対応のない t 検定
HP：hydrogen peroxide，PI：povidone iodine，MPS：multi-purpose solu-
tion，PBS：phosphate buffer saline

（文献 9 より転載）

につながるため，レンズケアとともに重要であ
る[9]．そのため，頻回交換レンズに付着した涙液
由来のタンパク質や脂質などの内的要因，化粧品
などの外的要因について検討されている[9]．Etafil-
con A に付着させたタンパク質量は，過酸化水素
ケア剤（クリアケア）が他の SCL 用消毒剤に比べ
て有意に減少した（対応のない t 検定，p＜0.05，
図 1)[9]．

脂質については，眼乾燥感がある SCL 装用者
（26 例）が過酸化水素ケア剤（クリアケア）および
MPS（有効成分：塩化ポリドロニウム，Aldox）を
2 週間使用後の非極性脂質の付着量を評価した[10]．
その結果，コレステロールに差はなかったが（過
酸化水素ケア剤（クリアケア）：平均 1.4 μg／レン
ズ，MPS：平均 1.3 μg／レンズ，Paired Student's
t-test，p＝0.50），脂質合計付着量は，MPS（平均
21.7 μg／レンズ）が過酸化水素ケア剤（クリアケア）
（平均 32.7 μg／レンズ）よりも有意に減少させた
（Paired Student's t-test，p＝0.029)[10]．

黄砂については，過酸化水素ケア剤（クリアケ
ア），MPS（有効成分：ポリヘキサメチレンビグア
ニド：PHMB）および生理食塩水による 2 週間交
換 SCL に付着した大気中粒子成分の洗浄効果が
検討されている[11]．ケア後にレンズ表面に付着し
た粒子の単一面積（100 μm×100 μm）当たりの数

と黄砂粒子の接着面積の割合（占有率）について，
過酸化水素ケア剤（クリアケア）はそれぞれ平均
1 個と平均 0.0％で有意に低値であった（一元配
置分析，p＜0.001，図 2，3)[11]．

花粉の洗浄効果も報告[12]されており，2 週間交
換 SCL に花粉を 24 時間接着し，ケア後にレンズ
表面に付着した花粉粒子の単一面積（200 μm×
200 μm）当たりの数と接着面積の割合（占有率）
は，過酸化水素ケア剤（クリアケア）がそれぞれ
0 個と平均 0.0％で有意に低値であった（一元配
置分析，p＜0.001，図 4，5)[12]．

過酸化水素ケア剤は白金（触媒）による分解過程
で大量の酸素が発生するため，過酸化水素ケア剤
（クリアケア）の洗浄効果は中和時の発泡によりレ
ンズ表面に付着した黄砂や花粉が除去されたもの
と考えられる[11][12]．以上から，白金ディスクによ
り分解される過酸化水素ケア剤（クリアケア）は，
微生物に対する消毒効果に加えて[1]，中和時の酸
素の発泡による物理的な洗浄効果を併せ持
つ[11][12]．過酸化水素ケア剤（クリアケア）によりレ
ンズ表面のタンパク質や大気成分などの沈着物を
洗浄し，バイオフィルムに浸透する効果があるこ
とは，レンズ表面への沈着物やバイオフィルムが
形成されやすい SCL 装用者に有用と考えられ
る[1][9][11][12]．

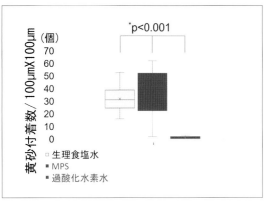

図 2. 各洗浄薬により洗浄した後に 2 週間交換 SCL に付着した黄砂の単一面積（100 μm × 100 μm）当たりの付着数

（文献 11 より転載）

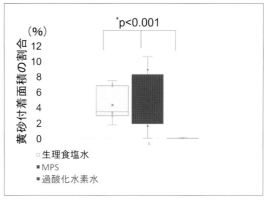

図 3. 各洗浄薬により洗浄した後に 2 週間交換 SCL に付着した黄砂の面積の割合

（文献 11 より転載）

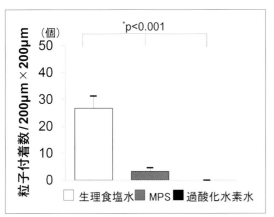

図 4. 洗浄薬による花粉洗浄効果の比較①
各洗浄薬により洗浄した後に CL に付着した花粉の単一面積（200 μm × 200 μm）当たりの付着数
（三村達哉：花粉症でも快適なコンタクトライフ：過酸化水素消毒のすすめ．アレルギーの臨床，42(11)：58-67，北隆館，2022 年 10 月．より転載）

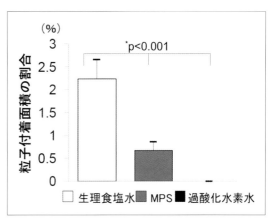

図 5. 洗浄薬による花粉洗浄効果の比較②
各洗浄薬により洗浄した後に CL に付着した花粉の面積の割合
（三村達哉：花粉症でも快適なコンタクトライフ：過酸化水素消毒のすすめ．アレルギーの臨床，42(11)：58-67，北隆館，2022 年 10 月．より転載）

臨床評価

過酸化水素ケア剤（クリアケア）の臨床評価データを紹介する．眼瞼乳頭（lid papillae）および自覚評価の改善[13]，3 か月使用後のレンズ表面の非侵襲的涙液層破壊時間（non invasive tear break up time：NIBUT）が報告されている[14]．眼瞼乳頭の軽減は，自覚症状があるシリコーンハイドロゲルコンタクトレンズ（silicone hydrogel contact lens：SHCL）を常用している被験者集団（134 例）において，過酸化水素ケア剤（クリアケア）および被験者の常用 MPS（有効成分：PHMB）の 3 か月使

用後での研究責任医師による細隙灯顕微鏡検査のスコア（0：眼瞼乳頭なし，4：巨大乳頭）は，クリアケアが平均 1.4（両眼）に対して被験者の常用MPS では右眼が平均 1.7，左眼が平均 1.9 であった（mixed-effects models for repeated measures，$p < 0.001$）[13]．自覚症状評価の Contact Lens Dry Eye Questionnaire-8（スコアが低いほど自覚症状は良い）は，過酸化水素ケア剤（クリアケア）の平均 10.6 に対して被験者の常用 MPS が平均 15.0 であった（mixed-effects models for repeated measures，$p < 0.001$）[13]．自覚症状のある SHCL 常用被験者（74 例）の NIBUT は，過酸化

水素ケア剤(クリアケア)が被験者の常用 MPS(有効成分：PHMB)よりも有意に延長した(過酸化水素ケア剤(クリアケア)：ベースライン；平均 4.46秒，3 か月後；平均 5.75 秒/被験者の常用 MPS：ベースライン；平均 4.19 秒，3 か月後；平均 4.22秒/Paired t-test，$p < 0.028$)[14].

　これらの要因は，前述の通りに過酸化水素ケア剤(クリアケア)の中和後の残留過酸化水素濃度が 6〜55 ppm で，ヒトが自覚する閾値の 100 ppm を下回っていたこと[1)3)13)]や，装用感や涙液層の減少に関連するレンズ表面の付着物量を減少させたと考察されている[13)14)]．以上から，MPS や一部の点眼液に含まれる防腐剤に過敏な CL 装用者には，防腐剤フリーの過酸化水素ケア剤(クリアケア)が適していると考えられる[13)].

　以上のように，レンズケア用品の特性を理解して適切に使用することは，CL 関連の合併症を減らし，適切な視力矯正が可能となる．眼科医の指導の下，CL 装用者は適切にレンズを装用しているが，特に頻回交換型 SCL においては，重篤な眼感染症が不適切なレンズケアにより起こるため[6)]，日々の装用後レンズケアの重要性と特性に合わせたレンズケア用品の使用の啓発が大切である．

文　献

1) Nichols JJ, Chalmers RL, Dumbleton K, et al：The case for using hydrogen peroxide contact lens care solution：A review. Eye Contact Lens, **45**：69-82, 2019.
　Summary　過酸化水素ケア剤(ワンステップ)の消毒効果，臨床評価，ユーザーコンプライアンスなどに関するレビュー論文.

2) 糸井素純，稲葉昌丸，植田喜一ほか：コンタクトレンズ診療ガイドライン(第 2 版). 日眼会誌, **118**：559-561, 2014.

3) Chalmers RL：A fresh look at one-step hydrogen peroxide lens disinfection. Rev Optom, Suppl：1-8, 2014.

4) 水谷　聡，西田祥蔵：過酸化水素の角膜への影響について. 日コレ誌, **36**：105-108, 1994.

5) 植田喜一：化学消毒剤による角膜ステイニングの発生. 日コレ誌, **49**：187-191, 2007.

6) 宇野敏彦，福田昌彦，大橋裕一ほか：重症コンタクトレンズ関連角膜症全国調査. 日眼会誌, **115**：107-115, 2011.

7) Kobayashi T, Gibbon L, Mito T, et al：Efficacy of commercial soft contact lens disinfectant solutions against Acanthamoeba. Jpn J Ophthalmol, **55**：547-557, 2011.

8) Walters R, Campolo A, Miller E, et al：Differential Antimicrobial Efficacy of Preservative-Free Contact Lens Disinfection Systems against Common Ocular Pathogens. Microbiol Spectr, **10**：e0213821, 2022.

9) 鈴木　崇，糸川貴之，堀江隆至ほか：*In vitro* におけるコンタクトレンズに付着した蛋白質に対するソフトコンタクトレンズ用消毒剤のレンズケア効果. あたらしい眼科, **38**(2)：191-196, 2021.

10) Heynen M, Lorentz H, Srinivasan S, et al：Quantification of Non-Polar Lipid Deposits on Senofilcon A Contact Lenses. Optom Vis Sci, **88**：1172-1179, 2011.

11) 三村達哉，藤島　浩，内尾栄一ほか：過酸化水素水と MPS によるコンタクトレンズに付着した黄砂成分に対する洗浄効果の比較. 日コレ誌, **61**(3)：84-89, 2019.

12) 三村達哉：花粉症でも快適なコンタクトライフ：過酸化水素消毒のすすめ. アレルギーの臨床, **42**(11)：58-67, 2022.

13) Lievens CW, Kannarr S, Zoota L, et al：Lid Papillae Improvement with Hydrogen Peroxide Lens Care Solution Use. Optom Vis Sci, **93**：933-942, 2016.

14) Guillon M, Maissa C, Wong S, et al：Effect of lens care system on silicone hydrogel contact lens wettability. Cont Lens Anterior Eye, **38**：435-441, 2015.

MB OCULI. No. 136：57－64, 2024

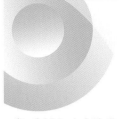

特集／コンタクトレンズ処方＆ケア update

ポビドンヨードケア剤 update

山崎勝秀*

Key Words： ポビドンヨード(povidone iodine：PI)，消毒効果(disinfectant efficacy)，洗浄効果(cleaning efficacy)，低分子ヒアルロン酸誘導体(low molecular hyaluronic acid derivative：HAD)，コンタクトレンズ装用時不快感(contact lens discomfort：CLD)

Abstract：ポビドンヨード(以下，PI)から遊離する有効ヨウ素は強い酸化作用により幅広い微生物に対して即効的な消毒作用を示す．加えてヨウ素は皮膚や粘膜の消毒用途として利用されてきており生体適合性にも定評がある．この有効性と安全性を兼ね備えた PI を用いたコンタクトレンズ(以下，CL)用消毒剤が近年開発され，市販化されてきた．

CL 装用に伴う合併症のうち，特に CL 関連角膜感染症と CL 装用時不快感は CL ケア剤とのかかわりが深く，患者コンプライアンスの問題と切り捨ててはならない．根源は CL ケア剤の性能が CL 自体と比較して進化していないことにあると言える．

PI ケア剤は消毒効果の高さ以外に CL 装用時快適性を考慮しタンパク分解酵素や新規ヒアルロン酸誘導体を配合し，CL 装用に関するあらゆる問題を解決するために進化し続けている．本稿では PI ケア剤の仕組み，消毒効果，CL 装用時不快感対策および安全性の観点から詳細に解説する．

はじめに

近年，コンタクトレンズ(以下，CL)は高酸素透過性素材や親水化技術を活かし，装用者の眼の健康を考慮し進化している．しかしながら，CL 関連角膜感染症の解決には至っておらず[1]，CL 装用時不快感や CL 装用のドロップアウトの問題においても課題は多い[2,3]．CL は装用によりタンパク質や脂質など涙液由来成分が付着し，CL 素材との相互作用などにより変性し装用感の悪化やアレルギー性結膜炎といった合併症を誘発する[4]．さらに，コンプライアンスの低い CL ケアは緑膿菌やアカントアメーバなどの環境微生物を CL に付着させ感染症の原因になることが判明している[5]．

これら CL 合併症の原因はコンプライアンス不良の問題だけではなく，従来の CL ケア剤の性能にも問題があり，CL ケア剤の進化停滞が根源にあると言える．CL ケア剤には患者コンプライアンスに依存せず CL の性能を衛生的に持続させるとともに改善する機能(消毒・洗浄・すすぎ・保管＋CL 表面の改善)を保持させる必要がある．

本稿では CL ケアにかかわる様々な問題に対するポビドンヨード(以下，PI)ケア剤の効果について述べる．

ポビドンヨード(PI)

PI は水溶性高分子であるポリビニルピロリドンにヨウ素を結合させた錯化合物でありヨウ素単体よりも水溶性と安定性が高められた物質である．PI から遊離されるヨウ素は幅広い抗微生物スペクトルを有し，一部の芽胞菌を除いてグラム陽

* Katsuhide YAMASAKI，〒650-0047　神戸市中央区港島南町 5-2-4　株式会社オフテクス，取締役／神戸研究所，所長／認証薬事部，部長兼務

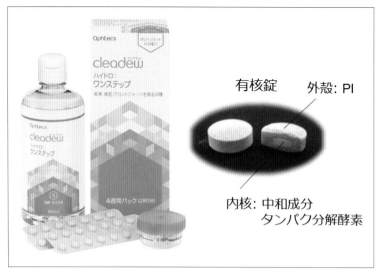

図 1. クリアデュー ハイドロ：ワンステップの構成品と有核錠の構造

性細菌，陰性細菌，真菌，ウイルスに有効である．ハロゲンの一種であるヨウ素の作用機序は強力な酸化力に関与しており，菌体タンパク質のスルフヒドリル(SH)基を酸化，変性させ即効的な殺菌力を示すものと考えられている[6]．適応範囲は広く手術部位の皮膚，口腔や眼などの粘膜にも適応されており生体適合性に優れた消毒剤である．

コンタクトレンズ(CL)用 PI 剤

PI(0.05％：500 ppm)を消毒有効成分とするソフト CL(以下，SCL)用消毒剤は 2001 年に世界で初めて日本国内で実用化され，現在では同じコールド消毒剤である多目的消毒用剤(以下，MPDS)や過酸化水素消毒剤(以下，H₂O₂剤)とならび，第三の選択肢として認知されている．また 2010 年には酸素透過性ハード CL(以下，RGPCL)用のケア用品にも適応され，2017 年にオルソケラトロジーガイドライン(第 2 版)に推奨ケア用品として指定されている[7]．以下に SCL 用および RGPCL 用の PI 剤について解説する．

1．SCL 用 PI 消毒剤(クリアデュー ハイドロ：ワンステップ)

本製品は有核錠(外殻に PI，内核に中和成分とタンパク分解酵素を含む)と溶解すすぎ液(錠剤の溶解と装用前の SCL のすすぎに使用)と専用レンズケースで構成されている(図 1)．なお，溶解すすぎ液には特にシリコーンハイドロゲル SCL(以下，SiHy SCL)表面の親水性を飛躍的に改善させる新規低分子ヒアルロン酸誘導体(機能性ヒアルロン酸：以下，HAD)が配合されている．用法はレンズケース蓋のレンズホルダーに SCL をセットし，レンズケース本体に有核錠 1 錠と溶解すすぎ液を標線まで入れ，蓋を閉めて 4 時間以上静置後，レンズを溶解すすぎ液でこすり・すすぎ洗いして装用する．ケアの仕組みを詳説(図 2)すると有核錠の外殻が完全溶解後，溶液の色は濃いオレンジ色となり 50 ppm の有効ヨウ素(PI 濃度の 1/10)が十分な消毒時間である 5 分間保持される．内核はコーティングが施された遅延溶解錠であり，消毒時間終了後，徐々に中和成分(アスコルビン酸)が放出され，ケア開始約 20 分で有効ヨウ素はヨウ化物イオンに還元(中和)され，溶液は透明になる．この後，レンズ内に含侵した有効ヨウ素の中和，市販コールド消毒剤中で本製品にのみ配合されているタンパク分解酵素による洗浄および HAD によるレンズ表面の親水性改善が 4 時間のケアの間に完了する．この後，溶解すすぎ液を用いてこすり・すすぎ洗いを行い，レンズ上に浮き上がった汚れ(タンパク質，脂質，微生物の死骸)や中和後液中の成分(ヨウ化物イオンやタンパク分解酵素)を除去し装用する．

2．RGPCL 用 PI ケア剤(クリアデュー O₂)

本製品は除菌効果と洗浄効果を併せ持った有核錠のみで構成されているノーボトルケア剤である

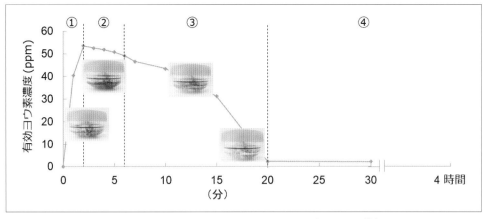

図 2. クリアデュー ハイドロ：ワンステップのケアの仕組み
① 外殻のポビドンヨードが溶解し始め，液は淡黄色となる．
② 外殻が完全に溶解し 50 ppm の有効ヨウ素が 5 分間維持され，消毒が行われる．
③ 内核錠が溶解し始め，有効ヨウ素の中和が開始され，液は徐々に淡黄色となり，約 20 分後に無色透明となる．
④ レンズ内に含侵した有効ヨウ素の中和およびタンパク分解酵素によるレンズの洗浄 と低分子ヒアルロン酸誘導体によるレンズの親水性改善が 4 時間で完了する．

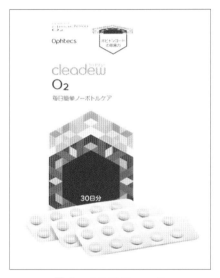

図 3. クリアデュー O₂

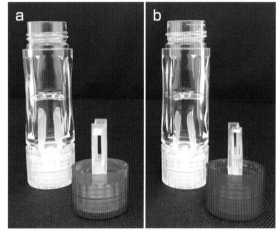

図 4. 専用保存ケース
通常のハードレンズをオルソケラトロジーレンズ用で使用した場合，すすぎ時にレンズがホルダーから外れるおそれがあるため要注意
　　a：オルソケラトロジーレンズ用
　　b：通常のハードレンズ用

（図 3）．有核錠の外殻は PI と両性界面活性剤（脂質洗浄成分）を含み，内核は中和成分（亜硫酸ナトリウム）とタンパク分解酵素を含む．用法は別売の専用レンズケースのレンズホルダーに RGPCL をセットし，レンズケース本体に水道水または精製水を 9 分目まで入れ，有核錠 1 錠を入れた後，蓋を閉めて 4 時間以上静置後，レンズを水道水の流水でこすりながら 10 秒以上すすいでから装用する．ケアの仕組みは前述の SCL 用と同様であるが，溶液の中和完了後は 4 時間まで両性界面活性剤とタンパク分解酵素による洗浄が行われる．本製品の中和後液にはヨウ化物イオンと各洗浄成分が残留するため，ケア後のレンズは水道水の流水で十分にすすいでから装用する必要がある．

なお，専用の保存ケースは通常の RGPCL 用（青色キャップ）とオルソケラトロジー（以下，OK）レンズ用（紫色キャップ）があり（図 4），OK レンズ用

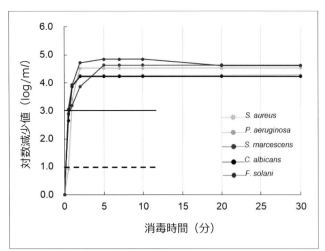

図 5．PI 消毒剤のスタンドアロン試験結果
各指標菌に対する消毒効果を経時的に評価した．
黒実線は細菌の判定基準（3 log），黒点線は真菌の判定基準
（1 log）を示す．

PI ケア剤の消毒効果

1．細菌・真菌，アカントアメーバ

CL 消毒剤の消毒効果は国際標準化機構（以下，ISO）14729 のスタンドアロンテストで評価されている．PI 消毒剤は指定細菌および真菌に対する判定基準にわずか 2 分で適合し，5 分で全試験菌株を検出限界未満にする即効性を有している（図5）．一方，アカントアメーバの消毒効果試験法に関しては ISO などのガイドラインは確立されておらず，各メーカー独自の試験に委ねられているのが現状であるが，2009 年に国民生活センターと日本 CL 学会が実施した市販 SCL 消毒剤の評価において PI 消毒剤は，両形態（トロホゾイトおよびシスト）のアカントアメーバに対して MPDS や H_2O_2 剤と比較し最も効果的であったことが報告されている[8]．

2．バイオフィルム形成細菌

一般的に CL 消毒剤の性能は前述のスタンドアロンテストの判定基準に対する適合度のみで評価されることが多いが，本試験は標準菌株の浮遊体に対する効果を評価したものであり性能の一側面にすぎない．したがって，実際の使用状況を反映した試験を行い，多角的に評価する必要がある．CL 関連角膜感染症の主要因として日常管理や定期交換がなされていない CL ケースの微生物汚染が挙げられるが，この汚染菌はバイオフィルムを形成することで消毒剤に抵抗性を示し残存する．場合によってはアカントアメーバのフードソースにもなり，これら微生物は CL の汚染の原因となる．ポリヘキサニド塩酸塩のみを消毒有効成分とする一般的な MPDS の臨床分離株のバイオフィルム形成菌に対する効果は低いが，PI 消毒剤は浮遊体と同様に高い消毒効果を示すことが報告されている[9][10]．

3．ウイルス

これまで CL の消毒効果の評価にウイルスを対象とすることは稀であった．しかしながら新型コロナウイルス（SARS-CoV-2）が世界的に拡大し，眼科範囲でも結膜を介して感染する可能性が示唆されたことで CL 装用を見合わせる患者が増加したのは記憶に新しい．したがって，CL 消毒剤の対ウイルス効果の評価にも意義がある．PI ケア剤は 2 種のヒトコロナウイルスを検出限界未満とし，MPDS や H_2O_2 ケア剤と比較し高い消毒効果を有することが報告されている[11]．

4．レンズケース内の消毒

微生物は CL ケースの消毒液が接液していない部位（蓋裏など）にも付着し，バイオフィルムを形成する．通常この部位の消毒は難しく消毒剤を入れた後，ケースを振る程度では消毒は不可能である．特に H_2O_2 や PI といった中和タイプのケア剤では中和後の薬液に殺菌効果がないため，これら微生物が混入すると増殖し，保存中の CL を汚染させる可能性が高くなる．PI の特長として溶解液中に遊離したヨウ素の一部は気化ヨウ素としてケース内に満たされ，蓋裏を含め非接液部位の付着菌を効果的に殺菌できることが報告されており（図6），臨床研究においても他消毒剤中で最もレンズケースの無菌率が高いことが報告されている[12]〜[14]．

では直径が大きいレンズの変形を起こさないようにレンズホルダー部のスリット長を十分大きくした設計となっている．

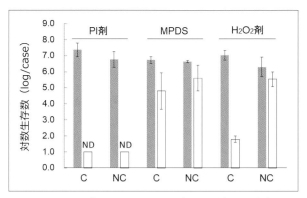

図 6．ヨウ素ガスによるレンズケース内部の消毒
各種 CL 消毒剤の専用レンズケース内部の全パーツに
緑膿菌のバイオフィルムを形成させ，用法に従い消毒
処理をした後，接液部と非接液部別にスワブし生菌数
を測定した．
MPDS：多目的消毒用剤，H_2O_2剤：過酸化水素消毒剤
▨：負荷菌数，□：消毒後生菌数
C：消毒液接液部，NC：消毒液非接液部，ND：検出限
界未満（＜10 cfu）

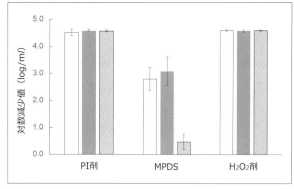

図 7．PI 消毒剤の消毒効果に対する有機物の影響
各種 CL 消毒剤に酵母抽出物由来の有機物またはリゾ
チーム，ムチンや各種脂質を含む人工涙液を添加した
際の臨床分離緑膿菌株に対する消毒効果を新品と比較
した．
□：新品，▨：酵母由来有機物，▨：人工涙液

5．有機物負荷時の消毒

　一般的にヨウ素は有機物により不活性化されや
すいと言われているが，CL に付着しうる有機物
であるタンパク質，脂質，糖質からなる人工涙液
を PI 消毒剤に添加しても消毒効果の低下が認め
られないことが報告されている（図7）[15]．

　以上より PI ケア剤はコンプライアンスの低い
使用条件など，様々なケア環境を想定した評価に
おいても必要以上の消毒性能を有していると考え
られる．

PI ケア剤の付加価値
（CL 装用時不快感対策）

1．洗浄効果

　CL は装用することで涙液由来のタンパク質，
脂質，糖タンパク質が CL に付着する．このなか
でタンパク質，特にリゾチームはイオン性ハイド
ロゲル SCL に付着しやすく，SiHy SCL には付着
しにくい（脂質は付着しやすい）ことは周知であ
る．しかしながら，ハイドロゲル SCL と比較し疎
水性の強い SiHy SCL に付着したリゾチームは変
性しやすく，レンズの接触角や摩擦係数を高め，
装用感の悪化につながる可能性が報告されてい

る[16]．一方，RGPCL は SCL と比較しリゾチーム
や脂質の付着量が多く，その大半は直ちに変性
し，緑膿菌の付着性やバイオフィルム形成性を高
めることが報告されている[17]．変性リゾチームは
こすり洗いや一般的な CL ケア剤への浸漬だけで
は除去できず，タンパク分解酵素による積極的な
除去が必要である．蛍光ラベル化リゾチームを含
む人工涙液に SiHy SCL を浸漬後，各種 SCL 消毒
剤でケアした後のレンズを共焦点レーザー顕微鏡
で観察した結果，PI 消毒剤はレンズ表裏面および
レンズ内部ともにリゾチームの残存が最も少な
かったことに加えて，実際に PI 消毒剤を用いたヒ
ト装用後レンズへのタンパク質付着量は他のケア
剤と比較して有意に低い結果が得られている（図
8，9）．

2．SCL 表面の親水性改善効果

　実に SCL 装用者の半数以上が乾燥感など装用
時不快感を経験している[2]．装用による CL への涙
液由来成分の付着は CL の親水性や摩擦係数を悪
化させ，CL 前涙液の安定性が低下することが要
因の1つと考えられる．したがって，CL の洗浄
が重要となるが，CL の親水性を積極的に改善す
ることも効果的である．従来よりケア剤には湿潤
成分が配合されてきたが，これら成分は CL 装用

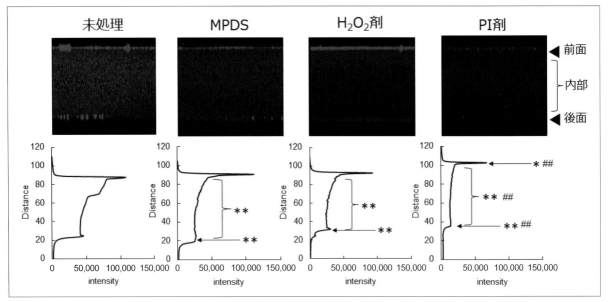

図 8. PI 消毒剤の洗浄効果(*in vitro*)
図は comfilcon A レンズの結果. 赤色部がリゾチームの沈着を示す.
＊：対未処理(p＜0.05；Fisher's PLSD)，##：ケア用品間(p＜0.01；Fisher's PLSD)

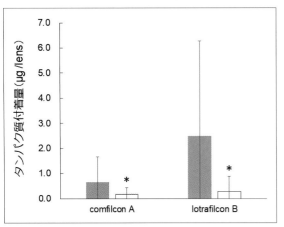

図 9. PI 消毒剤の洗浄効果(ヒト装用後レンズ)
PI 消毒剤と他の CL 消毒剤を用いて SCL を 14 日間装用後，レンズからタンパク質を抽出して BCA 法にて定量した.
■：対照 SCL 消毒剤, □：PI 消毒剤
＊：対製剤間(p＜0.05；Student t-test)

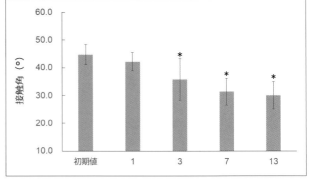

図 10. PI 消毒剤のレンズ親水性改善効果
低分子ヒアルロン酸誘導体(HAD)配合 PI 消毒剤を用いて comfilcon A レンズを処理後，ISO-PBS に 8 時間浸漬する処理を繰り返し，経時的に Sessile drop 法にて接触角を測定した. 処理後レンズを ISO-PBS に 10 時間浸漬後の結果を示す.
＊：対初期値(p＜0.05；One-way ANOVA with Dunnett)
PBS：リン酸緩衝生理食塩水

後には涙液により洗い流され，数十分後には効果が消失する. SCL 用 PI 消毒剤には新規低分子ヒアルロン酸誘導体(HAD：加水分解ヒアルロン酸アルキル(C12-13)グリセリル)が配合されている. HAD は高分子ヒアルロン酸を加水分解した低分子ヒアルロン酸(分子量 1 万以下)の親水基の一部にグリセリン骨格を介して疎水基を付与した構造を有する. したがって，疎水性が比較的強い SiHy SCL に疎水性相互作用で結合し，ケアごとにレンズの表裏面を被覆することで，レンズの接触角を初期状態よりも低下させ(親水性向上)，その効果はレンズの寿命まで持続する(図 10).

PI ケア剤の安全性

　前述の通り，PI は CL 消毒剤の有効成分のなかで最も生体適合性の高い消毒剤である．H_2O_2 ケア剤の誤使用やポリヘキサニド塩酸塩を有効成分とする MPDS の SiHy SCL への適応は薬剤毒性反応（角膜上皮障害など）が危惧されるが[18]，PI ケア剤は使用上，誤使用の心配もなく，中和システムであるため眼組織に対して安全であることが報告されている[13][19]．一方でヨードアレルギーを懸念する声もあるが，PI は眼科領域の消毒にも広く使用されており，眼科使用によるアナフィラキシーの報告はない[20]．PI ケア剤は有効ヨウ素を完全に中和するシステムであり，レンズ内に含侵した中和産物のヨウ化物イオンも装用前に溶解すすぎ液ですすぐ用法としている．CL 上の残留量は 1 μg/lens 未満と十分に除去されることから実使用において安全性に問題はないと考えられる．本製品の使用はヨードアレルギーや甲状腺機能障害の既往歴のある患者に対しては禁忌としているが，実際に国内外への市販化以降，ヨードアレルギーと考えられる有害事象の報告例はない．

おわりに

　CL ケア剤は CL の付帯物ではなく CL の寿命までその性能を衛生的に維持もしくは改善することが求められる重要な製品であり，使用者のコンプライアンスに左右されることなく一定の効果を提供できるものでなくてはならない．PI ケア剤は現在の CL ケアが抱える問題に最も適応したケア用品と考えるが過信は禁物である．ケアの基本である手洗い，CL のこすり洗いやレンズケースの衛生管理（水洗いと完全乾燥）と定期交換といった用法の遵守により安全で快適な CL 装用が達成できる．CL ケア剤は患者の CL 装用時不具合やケアの状況を考慮しつつ適正に選択いただきたい．

文　献

1）Stapleton F, Keay L, Edwards K, et al：The Epidemiology of Microbial Keratitis With Silicone Hydrogel Contact Lenses. Eye Contact Lens, **39**：79-85, 2013.

2）Richdale K, Sinnott LT, Skadahl E, et al：Frequency of and factors associated with contact lens dissatisfaction and discontinuation. Cornea, **26**：168-174, 2007.

3）Dumbleton K, Caffery B, Dogru M, et al：The TFOS International Workshop on Contact Lens Discomfort：report of the subcommittee on epidemiology. Invest Ophthalmol Vis Sci, **54**：TFOS20-36, 2013.

4）Jones L, Senchyna M, Glasier M, et al：Lysozyme and Lipid Deposition on Silicone Hydrogel Contact Lens Materials. Eye Contact Lens, **29**：S75-S79, 2003.

5）宇野敏彦，福田昌彦，大橋裕一ほか：重症コンタクトレンズ関連角膜感染症全国調査．日眼会誌，**115**：107-115，2011.

6）Bigliardi PL, Alsagoff SAL, Elkafrawi HY, et al.：Povidone iodine in wound healing：A review of current concepts and practices. Int J Surg, **44**：260-268, 2017.

7）日本コンタクトレンズ学会オルソケラトロジーガイドライン委員会：オルソケラトロジーガイドライン（第 2 版）．日眼会誌，**121**：936-938, 2017.

8）独立行政法人国民生活センター：ソフトコンタクトレンズ用消毒剤のアカントアメーバに対する消毒性能―使用実態調査も踏まえて―．平成 21 年 12 月.
　　Summary　アカントアメーバの消毒効果を第三者機関が実施したレポートであり，公平な試験結果として有用である.

9）山﨑勝秀，斉藤文郎，植田喜一ほか：臨床分離株に対するソフトコンタクトレンズ消毒剤の効果．日コレ誌，**56**：11-18，2014.

10）Cho P, Boost MV：Evaluation of prevention and disruption of biofilm in contact lens cases. Ophthalmic Physiol Opt, **39**：337-349, 2019.

11）Nogueira CL, Boegel SJ, Shukla M：Antiviral activity of contemporary contact lens care solutions against two human seasonal coronavirus strains. Pathogens, **11**：472, 2022

12）Yamasaki K, Mizuno Y, Kitamura Y, et al：The efficacy of povidone-iodine, hydrogen peroxide and a chemical multipurpose contact lens care system against *Pseudomonas aeruginosa* on various lens case surfaces. Cont Lens Anterior Eye, **44**：18-23, 2021.

13）Tan J, Datta A, Willcox M, et al：Clinical outcomes and contact lens case contamination using a povidone-iodine disinfection system. Eye Contact Lens, **44**：S221-S227, 2018.
    Summary　SCL 用 PI 消毒剤の有効性と安全性に関する臨床評価結果であり，PI 剤はレンズケースの無菌率が高く，安全性に優れていることが報告されている．

14）Cheung SW, Boost MV, Cho P：Effect of povidone iodine contact lens disinfecting solution on orthokeratology lens and lens case contamination and organisms in the microbiome of the conjunctiva. Cont Lens Anterior Eye, **44**：101412, 2021.

15）Yamasaki K, Mizuno Y, Kitamura Y, et al：The Antimicrobial activity of multipurpose disinfecting solutions in the presence of different organic soils. Eye Contact Lens, **46**：201-207, 2020.

16）山崎勝秀：新規ヒアルロン酸誘導体の機能．日コレ誌，**64**：28-31，2022.

17）Yamasaki K, Dantam J, Sasanuma K, et al：Impact of in vitro lens deposition and removal on bacteria adhesion to orthokeratology contact lenses. Cont Lens Anterior Eye, Published online 2023.

18）木下　茂，大橋裕一，村上　晶：コンタクトレンズ診療ガイドライン（第 2 版）．第 6 章　コンタクトレンズ合併症．日眼会誌, **118**：575-578, 2014.

19）Cho P, Boost MV, Cheung SW：Ocular signs and symptoms of orthokeratology patients associated with povidone iodine-based disinfecting solution. Cont Lens Anterior Eye, **46**：101742, 2023.
    Summary　RGPCL 用 PI ケア剤の臨床評価結果であり，本剤が OK レンズのケア剤として適していることが報告されている．

20）稲葉昌丸：ソフトコンタクトレンズ関連角膜感染症の予防方法—消毒，装用方法，処方—．日コレ誌，**57**：29-34，2015.

MB OCULI. No. 136：65-70, 2024

特集／コンタクトレンズ処方＆ケア update

プレミアム MPDS とは？

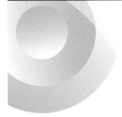

星合竜太郎[*1]　武市遼平[*2]

Key Words： マルチパーパスソリューション(multipurpose solution：MPS)，プレミアムマルチパーパスディスインフェクティングソリューション(premium multipurpose disinfecting solution：premium MPDS)，過酸化水素剤(hydrogen peroxide solution)，ポビドンヨード剤(povidone-iodine solution)，スタンドアローン試験(stand-alone test)，消毒効果(disinfection efficacy)

Abstract： ソフトコンタクトレンズ(SCL)装用者の多くがマルチパーパスソリューション(MPS)でレンズケアを行っている．これまで MPS は，過酸化水素剤やポビドンヨード剤に比べるとその消毒効果は弱いとされてきた．近年になって複数の消毒成分を配合し消毒効果を向上させたプレミアムマルチパーパスディスインフェクティングソリューション(プレミアムMPDS)が開発され，発売された．その消毒効果はスタンドアローン試験法の第一基準に合格するだけでなく，アカントアメーバにも高い効果がみられた．
コンタクトレンズ(CL)を適正に使用し，正しい手順に則った適切なレンズケアを行うことで，CL に関連した角膜感染症の多くは予防することが可能であるが，CL 装用者のケア手順に対するコンプライアンス遵守意識は低く，SCL のケアに消毒効果の高い MPS を選択することは，誤った方法でケアが行われることが多い実態に対する救済手段の1つとしても有用と考えられる．

はじめに

コンタクトレンズ(CL)を安全に使用するには適切なレンズケアを行うことが必要である．またソフトコンタクトレンズ(SCL)においてはレンズが水分を含むという特性上，微生物の汚染を受けやすく[1)2)]，ケアの手順にはレンズの消毒が必須となる．

かつて SCL のケアは煮沸消毒で行われていたが，1990 年代に入り過酸化水素剤やマルチパーパスソリューション(MPS)，また 2000 年代にはポ

ビドンヨード剤が登場した．これらの消毒方法は煮沸消毒と対比的にコールド消毒と呼ばれる．現在では SCL ケアは煮沸消毒に代わってこれらのコールド消毒剤のいずれかによって行われるのが一般的であり，なかでも MPS は SCL ケアのなかで最も多く使用されている．ジョンソン・エンド・ジョンソン社が2021年に眼科医を対象に実施した調査では，調査対象となった眼科医の6割以上が MPS を SCL 装用者に推奨していた．

基本的な SCL のケア手順は，洗浄，消毒，すすぎ，保存(再装用までの保管)の4ステップであり，その4ステップを1剤で簡便に完了できるようにしたケア製剤が MPS である．

MPS はカチオン性消毒剤を有効成分とし，微生物の細胞膜に作用してその増殖を抑える．MPSのケアでは MPS を充填したレンズケースに一定

[*1] Ryutaro HOSHIAI, 〒101-0065　東京都千代田区西神田 3-5-2　ジョンソン・エンド・ジョンソン株式会社ビジョンケアカンパニー学術・渉外部
[*2] Ryohei TAKEICHI, 〒650-0047　神戸市中央区港島南町 5-2-4　株式会社オフテクス認証薬事部開発課

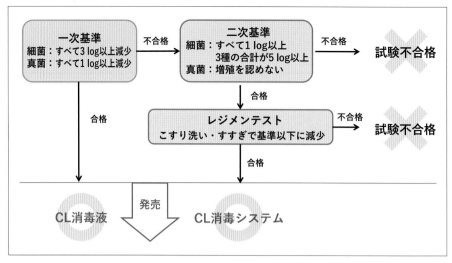

図 1. スタンドアローン試験法および判定基準

時間保存することで消毒が完了するが，洗浄時にこすり洗いを行いレンズに付着した微生物を除去しておくことで消毒作用を補完する．

これまで MPS は，過酸化水素剤やポビドンヨード剤に比べ消毒効果は弱いと報告され，特にアカントアメーバに対する効果は限定的であるとされた[3]．近年になって，複数の消毒成分を配合し，消毒効果を高めた MPS が発売されるようになったため，その概要を開発の背景とともに解説する．

MPS の消毒効果試験法とプレミアム MPDS

MPS は医薬部外品であり，その消毒効果は国際基準 ISO 14729 に従って試験測定することが義務付けられている．試験には 5 種の試験菌（緑膿菌，黄色ブドウ球菌，セラチア・マルセッセンス，カンジダ・アルビカンス，フザリウム・ソラニ）を用いる．最初に行うスタンドアローン試験は，MPS に約 10^6 個/ml 程度となるように試験菌を接種して，用法に従った浸漬時間後に減少した菌数を対数減少率（log reduction 値）で算出し，スタンドアローン試験法の判定基準で合否を判断する．スタンドアローン試験には 2 段階の判定基準があり，はじめに第一基準で合否を判定するが，第一基準に不合格であっても，第二基準＋レジメン試験（SCL に菌を摂取し，こすり洗い・すすぎを含めた用法通りの使用方法で処理した残留菌を評価）で合格すれば SCL 用消毒剤としての消毒効果

の基準を満たすこととなる．ISO 14729 試験法および判定基準を図 1 に示す．

なお，販売されている MPS のパッケージや添付文書に，どの基準で合格しているものであるかを表示する義務はなく，その判別は困難である．そのためもあって，近年，米国などでの状況に倣って本邦でも第二基準＋レジメン試験で合格したものを MPS，第一基準で合格したものを MPS と区別して MPDS（マルチパーパスディスインフェクティングソリューション）と呼称する例もみられるようになった[4]．また，最近では MPDS においても，さらなる消毒効果向上を目的に複数の消毒成分を配合した MPDS が開発され，発売されている．消毒成分の濃度を上げることにより消毒効果を高めることができるが，毒性も上がるため，複数の消毒成分を配合し，個々の消毒成分濃度を抑えている．単一の消毒成分を配合した従来の MPDS と区別するために，ここでは複数の消毒成分が配合された MPDS を「プレミアム MPDS」と定義する．本邦で現在発売されているプレミアム MPDS は，オフテクス社のクリアデュー プロケアソリューション，およびジョンソン・エンド・ジョンソン社のアキュビュー® リバイタレンズ® の 2 製品である．前者はその消毒成分にポリヘキサニド塩酸塩とアレキシジン塩酸塩を用いており，後者はアレキシジン塩酸塩と塩化ポリドロニウムを配合する．

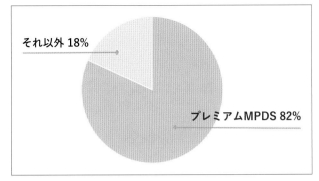

図 2. 米国の MPS シェア
（出典：US IRI 2021 金額ベース）

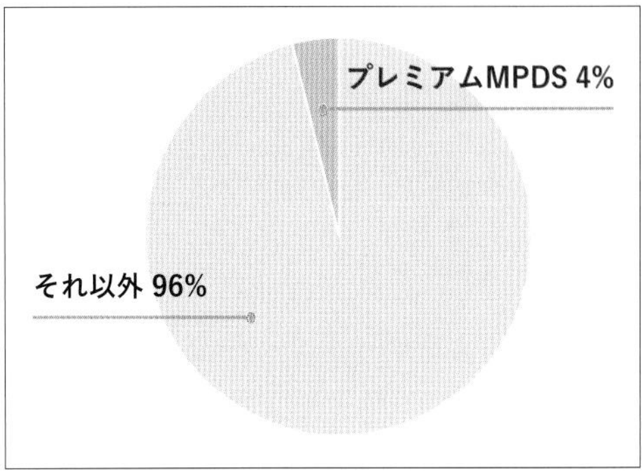

図 3. 国内の MPS シェア
（出典：富士経済研究所 期間：2021 年 1〜12 月，
指標：推計販売規模（金額））

MPS の消毒効果に関する課題と解決への取り組み

CL を適正に使用し，正しい手順に則った適切なレンズケアを行うことで，CL に関連した角膜感染症の多くは予防することが可能である．しかしながら，消毒剤そのものや，ケアの方法，CL 装用者のコンプライアンスなど，複合的な要因があり，角膜感染症の発生は今も CL 装用の大きな課題の 1 つである．

2006 年に起こったフザリウム感染症の発生や，2007 年のアカントアメーバのアウトブレイクはいずれも症例の多くに特定の MPS 製品との関連性があるとされ，世界規模で製品リコールが行われた[5)6)]．これら角膜感染症が多発した経験から，米国を中心に海外では MPS よりも消毒効果の高い過酸化水素剤への移行がみられるとともに，複数の消毒成分を配合し，安全性に留意しつつさらに消毒効果を高めたプレミアム MPDS が開発され，発売された．本邦においては海外と同様に消毒効果の高い過酸化水素剤やポビドンヨード剤への移行はみられたが，一方で MPS においては適切なケア啓発の強化が対応の主軸となり，プレミアム MPDS の登場と普及は海外よりも遅れている．

米国と本邦の MPS 販売状況を図 2，3 に示し，対比させた．いずれも 2021 年のデータであるが，米国ではプレミアム MPDS が MPS 市場の 82%を占めており，MPS と MPDS のシェアを合算しても 18%に過ぎない．これに対し，本邦では従来の MPS と MPDS で市場の 96%を占めていて，プレミアム MPDS のシェアはわずか 4%であった．

眼科医による CL ケア用品の推奨状況と CL 装用者のコンプライアンス

コンタクトレンズ診療ガイドラインにおいて，CL による合併症のなかで角膜感染症は SCL に多く，SCL のなかでは頻回交換型 SCL が最も多いと示されている．また，その主原因は SCL のケア方法が守られないことに由来する微生物によるケース内汚染であるとされた[7)]．2007〜2008 年に行われた重症コンタクトレンズ関連角膜感染症全国調査では，CL 関連重症角膜感染症の原因菌は緑膿菌とアカントアメーバが多いことが示され，加えて重症の CL 関連角膜感染症の多くで CL のケア方法や装用方法の遵守不足や CL ケースが交換されていないこと，定期検査の受診にも問題があることが提起されている．また，CL 関連角膜感染症の増加には消毒効果の低い MPS が要因となる場合もあるとされ，特にケース内で増殖したアカントアメーバに対する消毒効果が大きな問題であると報告された[8)]．

ジョンソン・エンド・ジョンソン社が 2021 年に眼科医を対象に実施した調査では，眼科医の 64.0%が MPS，18.4%が過酸化水素剤，17.5%がポビドンヨード剤を SCL 装用者に推奨しており，MPS の推奨が 6 割を超えていることがわかった（図 4）．同調査のなかで，SCL ケア剤の推奨ブランドを選択する際に重視する項目を聞いたところ，「消毒効果が高い」ことを最重視されていることがわかった（図 5）．その一方で，MPS を推奨している層では過酸化水素剤やポビドンヨード剤を

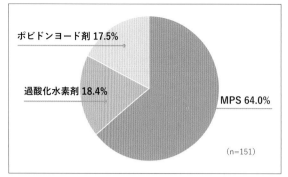

図 4. 眼科医推奨ソフトレンズケアカテゴリ
（出典：コンタクトレンズケア用品に関する調査
2021）

推奨する層に比較して，眼障害リスクが低いこと
やケア方法が簡便であること，誤使用のリスクが
低いことも推奨の理由として相対的に高いスコア
を示していた（図6）．すなわち，消毒効果の高さ
のみが推奨理由であれば，過酸化水素剤やポビド
ンヨード剤がより選択されるであろうところ，簡
便性など消毒効果以外の理由も加味されて SCL
ケア剤の推奨がなされているのが実態といえる．

一般に CL ケア方法に対するコンプライアンス
遵守が不足している現状では，過去に CL 関連角
膜感染症の増加に MPS の消毒効果に問題がある
場合がみられたこと[5)6)8)]などを考慮すると，SCL
ケアに MPS を選択する場合には，SCL 装用者が
間違った使い方をしてもセーフティネットとなる
ような，過酸化水素剤やポビドンヨード剤と同等
に消毒力の高い製剤が推奨されることが望ましい
と考える．

プレミアム MPDS の消毒効果

オフテクス社がプレミアム MPDS の消毒効果
について測定した各種試験結果を次に示す．

1．臨床分離株に対する消毒効果

実際の CL 装用者の角膜やケア用品から検出さ
れた5種類の臨床分離株を用い，浮遊菌とバイオ
フィルムに対する消毒効果を測定した．浮遊菌で
は，消毒液に $1.0 \times 10^5 \sim 10^6$ cfu/ml の試験菌を接
種して用法時間静置し，その後の生菌数を測定し
た．バイオフィルムにおいては，プレートに 1×10^7 cfu/well の試験菌を接種し，24 時間静置してバ
イオフィルムを形成し，そのなかに消毒液を入れ
て用法時間静置し，生菌数を測定した．図7に示
した通り，プレミアム MPDS では浮遊菌のみなら
ず，バイオフィルムにおいても有効な消毒効果を
発揮していた．

緑膿菌は CL 装用に関連した重篤な眼障害を引
き起こす代表的な病原体である[9)]．そこで，緑膿
菌に対する消毒効果を視覚的に確認する試験も
行った．試験方法は，緑膿菌を懸濁した生理食塩
水を各社ケースに添加して 24 時間静置しバイオ
フィルムを形成させ，ケースを洗浄後，各ケア用
品を加えて4時間静置する．その後ケア用品を除
き，培地を加えて培養し，菌の生存を緑膿菌の色
素産生状態から可視化した．その結果，プレミア

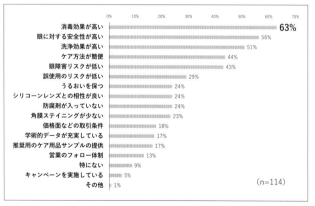

図 5. 消毒効果に対する眼科医の意向
（出典：コンタクトレンズケア用品に関する調査 2021）

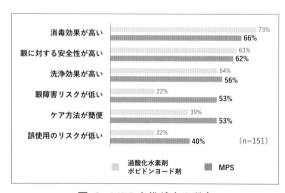

図 6. MPS を推奨する理由
（出典：コンタクトレンズケア用品に関する調査
2021）

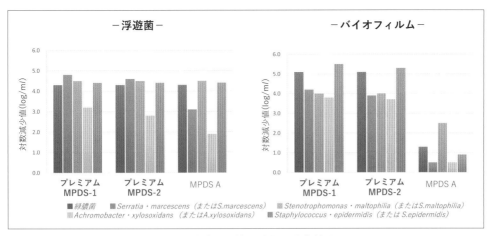

図 7. 臨床分離株に対する消毒効果
（オフテクス社資料（自社製品内比較））

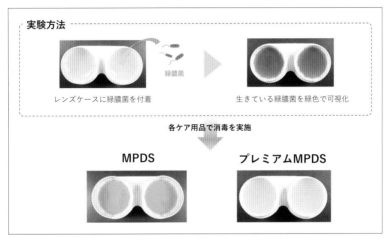

図 8. 緑膿菌（臨床分離株）に対する消毒効果
（オフテクス社資料（自社製品内比較））

ム MPDS では緑膿菌の増殖は確認されなかった
（図 8）.

2．アカントアメーバに対する消毒効果

アカントアメーバによる角膜炎も CL 装用との
関連性が非常に強く，またその治療は困難とされ
る[8].

アカントアメーバについて，付着トロホゾイ
ト，浮遊トロホゾイト，シストに対する消毒効果
をそれぞれ確認した.

付着トロホゾイトについては，培地培養した各
試験アメーバトロホゾイトを 12 well プレートに
接種し，25℃で 2 時間静置し，well 底面に付着さ
せた. 各 well に試験ケア用品を添加し，25℃で 4
時間静置した. その後薬液を除去し，その一部を
中和培地に加え静置した. 薬液中および well 底面

から回収したアメーバの増殖の有無を確認し，
Spearman-Karber 法で合算の対数減少値を算出
した.

浮遊トロホゾイトでは，培地培養した各試験ア
メーバトロホゾイトを Page's amoeba saline
（PAS）に懸濁して試験ケア用品に添加し，25℃で
4 時間静置した. 中和後，アメーバ増殖の有無を
確認し，Spearman-Karber 法で対数減少値を算出
した.

シストでは，各試験アメーバトロホゾイトを寒
天培地に塗抹し飢餓状態で静置して調製したシス
トをリンガー液に懸濁し，試験ケア用品を添加し
た. 25℃で 4 時間静置後に中和し，残存アメーバ
数を Spearman-Karber 法で測定し，対数減少値
を算出した.

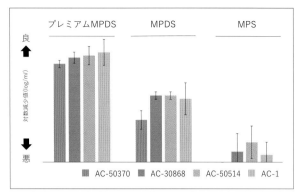

図 9. アカントアメーバ(付着トロホゾイト)に対する
消毒効果

(オフテクス社資料(自社製品内比較))

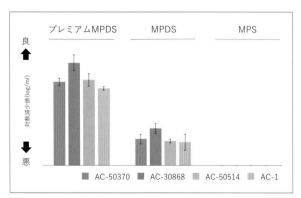

図 11. アカントアメーバ(シスト)に対する消毒効果

(オフテクス社資料(自社製品内比較))

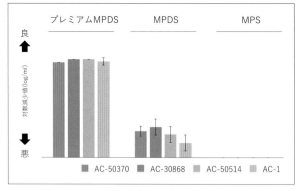

図 10. アカントアメーバ(浮遊トロホゾイト)に対する
消毒効果

(オフテクス社資料(自社製品内比較))

付着トロホゾイトに対する試験結果を図 9, 浮遊トロホゾイトの試験結果を図 10, シストの試験結果を図 11 に示す. プレミアム MPDS は, トロホゾイトだけでなくシスト化したアカントアメーバに対しても効果があることがわかった.

おわりに

SCL ケア市場でシェアの多くを占める MPS であるが, その使用状況はプレミアム MPDS が米国を中心に海外の多くの国で従来の MPS や MPDS に代わって主流となっている. それに比して本邦では, 発売されているプレミアム MPDS の製品数は限られ, その市場シェアも未だ1割に満たない. 簡便性や中和忘れなどの誤使用による角膜障害のリスクも少ないという MPS の特性を維持しながら, 複数の消毒成分を配合し消毒効果を向上させたプレミアム MPDS の認知と理解の拡大に本稿が役立てば幸いである.

文 献

1) 植田喜一:コンタクトレンズケアの実施. あたらしい眼科, **17**:935-944, 2000.
2) 植田喜一, 柳井亮二:コンタクトレンズケアの現状と問題点. あたらしい眼科, **26**:1179-1186, 2009.
3) 福田昌彦:コンタクトレンズによる角膜感染症—リスクの評価と予防法の考察—. 日コレ誌, **56**:47-51, 2014.
4) 上田喜一, 柳井亮二:マルチパーパスソリューション. あたらしい眼科, **24**:747-757, 2007.
5) 稲田紀子:CL 装用と感染症—2006 年に報告された Fusarium 角膜炎多症例について—. 日コレ誌, **49**:57-58, 2007.
   Summary 過去に世界規模で CL 装用者に多発した Fusarium 角膜炎について, その経緯が総括されている. Fusarium 角膜炎のアウトブレークがプレミアム MPDS 開発の端緒となった.
6) 稲田紀子:CL 装用と感染症—コンプリートアミノモイスト®の自主回収に至る経緯について—. 日コレ誌, **49**:272-273, 2007.
7) 日本コンタクトレンズ学会コンタクトレンズ診療ガイドライン編集委員会:コンタクトレンズ診療ガイドライン(第2版). 日眼会誌, **118**:557-591, 2014
   Summary CL 診療の基本知識が網羅されたガイドライン. CL のケアについても詳しく解説されている.
8) 宇野敏彦, 福田昌彦, 大橋裕一ほか:重症コンタクトレンズ関連角膜感染症全国調査. 日眼会誌, **115**:107-115, 2011.
9) Shigeyasu C, Yamada M, Fukuda M, et al:Severe Ocular Complications Associated With Wearing of Contact Lens in Japan. Eye Contact Lens, **48**:63-68, 2022.
   Summary アカントアメーバと緑膿菌が CL 装用に関連した重篤な角膜感染症の主な起因病原体であった. また, 感染者には SCL 装用者が多かった.

FAX 専用注文書

年　　月　　日

○印	MB　OCULISTA 5周年記念書籍	定価(税込)	冊数
	すぐに役立つ眼科日常診療のポイント—私はこうしている—	10,450 円	

(本書籍は定期購読には含まれておりません)

○印	MB　OCULISTA	定価(税込)	冊数
	2024 年 1 月～12 月定期購読（送料弊社負担）	41,800 円	
	2023 年バックナンバーセット(No. 118～129：計 12 冊)（送料弊社負担）	41,800 円	
	2022 年バックナンバーセット(No. 106～117：計 12 冊)（送料弊社負担）	41,800 円	
	No. 132　眼科検査機器はこう使う！　増大号	5,500 円	
	No. 120　今こそ学びたい！眼科手術手技の ABC　増大号	5,500 円	
	No. 108　「超」入門 眼瞼手術アトラス—術前診察から術後管理まで—　増大号	5,500 円	
	No. 96　眼科診療ガイドラインの活用法　増大号	5,500 円	

MB　OCULISTA バックナンバー （号数と冊数をご記入ください）

No.	/	冊	No.	/	冊	No.	/	冊
No.	/	冊	No.	/	冊	No.	/	冊

○印	PEPARS	定価(税込)	冊数
	2024 年 1 月～12 月定期購読（送料弊社負担）	42,020 円	
	PEPARS No. 195 顔面の美容外科 Basic & Advance　増大号	6,600 円	
	PEPARS No. 171 眼瞼の手術アトラス—手術の流れが見える—　増大号	5,720 円	

PEPARS バックナンバー （号数と冊数をご記入ください）

No.	/	冊	No.	/	冊	No.	/	冊
No.	/	冊	No.	/	冊	No.	/	冊

○印	書籍	定価(税込)	冊数
	ファーストステップ！子どもの視機能をみる—スクリーニングと外来診療—	7,480 円	
	目もとの上手なエイジング	2,750 円	
	ここからスタート！眼形成手術の基本手技	8,250 円	
	超アトラス 眼瞼手術—眼科・形成外科の考えるポイント—	10,780 円	

お名前	フリガナ ・・・ 　　　　　　　　　　　　　　　　㊞	診療科
ご送付先	〒　　－ □自宅　　□お勤め先	
電話番号		□自宅　　□お勤め先

雑誌・書籍の申し込み合計
5,000 円以上のご注文
は代金引換発送になります

—お問い合わせ先—
㈱全日本病院出版会営業部
電話 03(5689)5989

FAX 03(5689)8030

年　　月　　日

住 所 変 更 届 け

お 名 前	フリガナ	
お客様番号		毎回お送りしています封筒のお名前の右上に印字されております8ケタの番号をご記入下さい。
新お届け先	〒　　　　　　　　都 道 　　　　　　　　　　府 県	
新電話番号	（　　　　　　）	
変更日付	年　　月　　日より	月号より
旧お届け先	〒	

※ 年間購読を注文されております雑誌・書籍名に✓を付けて下さい。

☐ Monthly Book Orthopaedics （月刊誌）

☐ Monthly Book Derma. （月刊誌）

☐ Monthly Book Medical Rehabilitation （月刊誌）

☐ Monthly Book ENTONI （月刊誌）

☐ PEPARS （月刊誌）

☐ Monthly Book OCULISTA （月刊誌）

FAX 03-5689-8030

全日本病院出版会行

Monthly Book OCULISTA バックナンバー一覧

2024.6. 現在

通常号 3,300 円(本体 3,000 円＋税)　　増大号 5,500 円(本体 5,000 円＋税)

各目次等の詳しい内容はホームページ(www.zenniti.com)をご覧ください.

今だから知りたい！老視研究・診療の最前線

編集企画／慶應義塾大学教授・教室主任
根岸　一乃

編集主幹：村上　晶　順天堂大学名誉教授	No. 136　編集企画：
高橋　浩　日本医科大学名誉教授	鈴木　崇　いしづち眼科理事長
堀　裕一　東邦大学教授	

Monthly Book OCULISTA　No. 136

2024 年 7 月 15 日発行（毎月 15 日発行）
定価は表紙に表示してあります.
Printed in Japan

発行者　　末 定 広 光
発行所　　株式会社　全日本病院出版会
〒 113-0033　東京都文京区本郷 3 丁目 16 番 4 号 7 階
電話 (03)5689-5989　Fax (03)5689-8030
郵便振替口座 00160-9-58753
印刷・製本　三報社印刷株式会社　　電話 (03)3637-0005
広告取扱店　㈱メディカルブレーン　電話 (03)3814-5980

© ZEN・NIHONBYOIN・SHUPPANKAI, 2024